editition**blaes**

Frederik :)

Wenn du einmal mehr aufstehst,
als du stürzt,
wirst du es schaffen.
Chinesisches Sprichwort

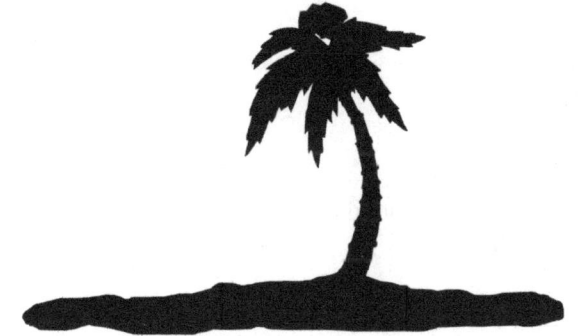

Impressum
© Frederik Suter, 2015

Satz und Umschlaggestaltung: Renate Blaes
www.renateblaes.de

Verlag: Edition Blaes
Am Steig 11, 86938 Schondorf
www.editionblaes.de

ISBN 978-3-942641-46-3

Frederik Suter

Suerte

oder

Der Teufelskreis
des Glücks

Autobiografie

edition**blaes**

Inhalt

Für meine Familie

Und tschüss!

Sodala. Gebucht! Wow, das fühlt sich groß an. Drei Wochen in Katalonien. Allein. Zu groß? Verlange ich zu viel von mir? Schließlich habe ich ziemliche Einschränkungen, neben der kompletten Ertaubung ist mein Gleichgewicht momentan so schlecht, dass ich im Alltag einen Rollator benutze.

Es war nicht immer so. Ich war sogar mal eine echte Sportskanone. Ich weiß noch, ich war ungefähr sieben, als der örtliche Bolzplatz für fast ein Jahrzehnt mein zweites Zuhause war. Täglich habe ich meine Fußballfreunde der Reihe nach angerufen, um zu fragen, ob sie mitspielen. Manchmal ohne Erfolg, aber das machte nichts. Ich ging einfach hin, traf neue Leute oder schoss ein bisschen aufs Tor. Um sechs Uhr würde ich heimkommen und mich bei meiner Familie beschweren über mein Pech. Wie oft hatte ich den Pfosten oder die Latte getroffen? 22 mal in 15 Minuten. „Verdammt! Echt unglaublich, oder? Alle sind gegen mich!" Die Welt hatte sich eindeutig gegen mich verschworen!

Heute sind Krankenhäuser mein zweites Zuhause, denn mit 17 wurde bei mir eine Krankheit mit dem komischen Namen „Neurofibromatose Typ 2" diagnostiziert.

Zuhause, an der Seite des Hauses Richtung Garten, war ein Stück Zaun aus Holz. Dort kletterte ich fast täglich rüber, um den Nachbarsjungen zu besuchen und mit ihm zu spielen, manchmal durfte ich sogar zum Essen bleiben. Er war auch fußballbegeistert, und wo es ging, kickten wir den Ball herum (weil sonst seine Mama zu Recht schimpfte, wenn im Haus gekickt wird) und lieferten uns leidenschaftliche Matches, besonders im Garten. Der Spielstand war nie wichtig. Für mich jedenfalls nicht. Der Spaß, den wir hatten, dafür umso mehr.

Seiner Mutter war aufgefallen, dass etwas mit meinem Gehör nicht stimmte. Ich merkte es auch und es nervte allmählich. Wie immer – beim örtlichen Supermarkt die Stufen runter, aus ein paar Metern Entfernung rief mein Freund mir etwas zu, das ich einfach nicht verstand und immer öfter nachfragen musste. Im Sommerurlaub in Frankreich stellte ich dann fest, dass es noch schlechter wurde. Ich zeigte meinen Eltern auch, dass ich keine gerade Linie mehr laufen konnte. Sie dachten, ich mache Spaß.

Unglücklicherweise war es auch die Zeit, in der ich den Alkohol entdeckte. Wenn ich abends durch die Dunkelheit lief, dabei hin- und her schaukelte und sogar mal im Gebüsch des Campingplatzes landete, war mit dem Alkohol schnell der Schuldige ausgemacht. Schon sehr lustig damals. Stell dir meine Eltern vor: Sie sitzen am Campingtisch und schlürfen gemütlich ihren Wein, als die anderen Kinder ihren Sohnemann nach zwei Radlern heimbringen und aufgeregt vom Ausflug ins Gebüsch erzählen …

Heute, wo das Gleichgewicht noch schlechter ist, gehören Kommentare wie „sieht aus wie ein Besoffener …" schon dazu. Oft fang ich sogar selber mit solchen Witzen an. Es bringt die Leute zum Lachen, ich lach mit, nicht nur, weil das Gelächter der anderen ansteckt, sondern auch, weil ich einfach von Herzen darüber lachen muss. Das muss echt lustig aussehen! Außerdem löst es die Spannung. Manchmal ist es für mich natürlich nicht ganz so amüsant, aber an Ort und Stelle sehe ich darüber hinweg und lache mich kaputt, vor allem, wenn ich die Gesichter der Leute sehe oder mir deren Gedanken vorstelle.

Lachen über mich selbst und das Bewusstsein, dass etwas mit mir nicht stimmt, hat sich als meine beste Medizin entwickelt und hilft mir, Dinge lockerer zu sehen. Mir ist es eins der wichtigsten Dinge, meinen Humor und meine Selbstironie zu erhalten. Manchmal frage ich mich sogar, ob ich zu wenig ernst bin, enden doch viele Situationen in einem Witz. Zum Beispiel, wenn meine Mutter hoffnungsvoll mit heruntergelassenem Kiefer mich ernsthaft fragt, ob ich hören kann, wenn ich anfange zu tanzen, während Musik läuft, oder wenn das Telefon klingelt und ich blitzschnell hinschaue (sie weiß nicht, dass ich auf irgendeinem Display abgelesen habe, dass da was ist), ja, dann krieg' ich mich nicht mehr ein vor Lachen, und ich mach das bei jeder Gelegenheit. Tschuldigung, Mami!

Wenn ich über solche Dinge nicht mehr lachen kann, hey dann stimmt echt was nicht mit mir. In so einer Situation war ich auch schon, aber das ist eine andere Geschichte …

Zurück in Frankreich, nahmen wir also die Dinge nicht so ernst, ich begann sogar selbst zu glauben, es läge am Alkohol. Auf jeden Fall half es mir dabei, den Betrunkenen zu spielen. Trotzdem spürte ich, dass da was nicht stimmte. Mit meinen 16 Jahren kümmerte mich das jedoch nicht, ich war eher daran interessiert, Mädchen kennenzulernen. Aber wo passten die Probleme mit dem Hören hin? Aber wiederum nicht so wichtig – Mami mit ihren Theorien über Probleme mit der Gesundheit war schnell mit einer temporären Diagnose: Manchmal entstehen solche Klümpchen aus Ohrenschmalz. Damit gaben wir uns ungefähr ein Jahr zufrieden, solange, bis es nicht besser, sondern schlechter wurde. Wir gingen zum HNO-Arzt. Es war etwas überraschend, zu erfahren, dass in den Ohren alles in Ordnung sei. Der Hörtest jedoch zeigte tatsächlich eine Minderung des Hörvermögens. Das hieß, das Problem blieb also vorerst bestehen. „Na toll! Haust du blödes Problem schon ab!", dachte ich mir. Also wurden wir zum CT geschickt, um dem Problem auf den Grund zu gehen. Dort sprach man mit mir im Vertrauen – ohne die Anwesenheit meiner Mutter. Ich verstand nur Fachchinesisch und der Bericht wurde an meinen Hausarzt übermittelt. Wir ließen die Dinge also erst mal ruhen und ich fuhr mit meinem Leben fort.

Monate später war ich mitten in den Prüfungen für den Realschulabschluss. Mein Hausarzt sprach mich nie auf den Brief an, in dem stand, dass eine mögliche Erkrankung abgeklärt werden sollte, wenn ich mal in der Praxis war. Heute wissen wir, dass ich wertvolle Zeit verloren habe. Ohne, dass ich es ahnte, hatten die Tumoren im Kopf Zeit zum Wachsen.

Damals, nichts ahnend, woher die Probleme des schlechteren Hörens kamen, war ich in der Hörprüfung in Englisch sehr erfreut darüber, als ich einen vorderen Platz neben den Lautsprechern zugewiesen bekam. Für andere war das ein Witz, denn sie wussten, dass ich mit Englisch aufgewachsen war. Scheiß doch auf die …

Ich wollte jedoch das Abitur erreichen und rechnete nach den Prüfungen damit, das nächste Schuljahr an einem Gymnasium fortzusetzen. Mit der Mittleren Reife in der Tasche ging es wieder in die Sommerferien nach England mit dem Wohnmobil und mein Zustand wurde nicht besser. Ich habe sogar erfahren, dass mein Vater mein Zelt nach leeren Flaschen durchsuchte, doch nur schmutzige Wäsche fand. Ich kann mich auch noch an ein paar unsanfte Fahrten mit dem Moped inklusive erneuter Landung im Gebüsch erinnern. Für nach dem Urlaub legten wir fest, ein CT zu machen. Und dann ging es los. Wir gingen zur Neurologie, um herauszufinden, was die Radiologen beim CT gefunden haben könnten und ließen ein noch genaueres MRT machen. Als wir erfuhren, dass Tumoren die Ursache für meine Probleme waren, war meine Mutter alarmiert. Ich war es nicht so sehr. Stell dir einen 16-jährigen vor, der gerade einen richtungsweisenden Schritt in die Zukunft geht. Und die Mädchen nicht vergessen!

So war das also, als wir die Diagnose erhielten. Neuro-was? Wir hatten absolut keine Ahnung und sind blind dem Rat der Ärzte gefolgt. Wie im falschen Film begann schon das mulmige Gefühl, als wir uns dem Eingang der Neurochirurgie näherten. Der einfache Satz vom anonymen Aufnahmearzt „Hm, was tun?" riss uns aus den rasenden Gedanken und beruhigte nicht unbedingt. Schon das Wort „Tumor" war Angst einflößend, fremd und schockierend. Tausend Fragen schossen durch den Kopf, besonders betroffen waren meine Eltern, die sich wohl ein bisschen informiert hatten. Keiner kannte dieses Neurodings … Was ist nur mit ihm los? Sogar die Ärzte wissen nicht weiter? Ratlosigkeit machte sich breit. Angst.

Heute wissen wir, mit NF2 ist es immer das Gleiche: Erst im Nachhinein weiß man es besser. Was wäre, wenn wir uns besseren Wissens nicht auf die sich oft selbst überschätzenden Herren in Weiß eingelassen hätten und direkt zum Profi gegangen wären? Wäre mein Leben heute ein ganz anderes? In den folgenden Jahren lernten wir viel mehr über diese Erkrankung. Sie ist sehr selten und Tumoren wachsen im gesamten zentralen Nervensystem. Typisch dafür sind zwei Tumoren auf den Hörnerven beider Seiten, was oft irgendwann zur kompletten Ertaubung, Schädigung des Gleichgewichts, der Gesichtsnerven und anderen Lähmungen führt. Also dort, wo sich die Zentrale aller Organe befindet und somit alle möglichen Funktionen des Körpers. Tumoren in der Wirbelsäule und woanders können genauso gefährlich werden. Sie müssen deshalb regelmäßig kontrolliert werden, um Wachstumsveränderungen zu beobachten. Die Berücksichtigung der Symptome und Patientenbefinden und Beobachtungen des Patienten sind natürlich auch wichtig für eine Entscheidung der richtigen Therapie, meist Entfernung oder Verkleinerung des Tumors durch Operation. Da es sich um einen Gendefekt handelt, ist bislang keine Heilung möglich. In Zukunft geht da vielleicht was, aber jetzt noch nicht. Der Weg dorthin ist noch steinig. Nur eine Handvoll Chirurgen ist kompetent genug und kennt sich mit der Erkrankung aus. Sie werden oft mit großen Herausforderungen konfrontiert, denn nicht selten wird eine Operation zwar als erfolgreich deklariert, aber der Patient erlebt Verschlimmerungen, und während des Krankheitsverlaufs mindert sich die Lebensqualität häufig. Die Symptome eines jeden einzelnen Patienten sind komplett unterschiedlich, Vergleiche also zwecklos. „Ha, an der Stelle hatte ich auch einen Tumor", sagt oft genauso viel aus wie der Blick in eine Glaskugel. Bei jedem Patienten kann sich die Krankheit schnell, mäßig oder langsam entwickeln. Niemand kann das vorhersagen. Ohne all dies zu wissen, und mit Ärzten, die unfähig waren, uns mehr zu sagen, saßen wir also da und nahmen als größte Sorge mit, dass „die Lebenserwartung eventuell geringer ist. Mir machte das nicht viel aus, solange endlich das blöde Gehör wieder normal sein würde. Ich war mit den Gedanken sowieso woanders und es interessierte mich auch nicht sonderlich. Mich interessierte nur, dass in zwei Wochen eine Operation anstand mit einer Chance von 50:50, mein Gehör zu retten. „Wird schon werden", dachte ich. Inzwischen bin ich realistischer geworden. Nach zwei Wochen Warten war es endlich soweit. Ich packte meine Sachen fürs Krankenhaus, die Schwestern auf der Station waren echt lieb.

Heute, nachdem eine anstehende OP inzwischen schon gang und gäbe ist, erinnert es mich jedes Mal an Urlaub, im Gepäck nur mehr Trainingsanzüge, die sind halt leicht anzuziehen. Schon bizarr, wie die Leute mit ihren Koffern und Taschen ankommen. Was allerdings fehlt, ist die Vorfreude, ein Lächeln ist selten zu sehen. Nach ein paar langweiligen Tests wurde es zunehmend ernster, aber ich bewahrte stets meine Ruhe. Am 22. September 2003 wurde ich aus dem Zimmer geschoben, rein in den OP-Saal. Dieses Datum ist für mich inzwischen fest in meinem Wesen verankert und trägt so viele Bedeutungen mit sich. Vor allem Abschied. Aber auch Neubeginn.

Es rührt mich immer wieder zu Tränen, wenn ich überlege, wie sich die Dinge seither geändert haben, insbesondere, wenn ich daran denke, was fort ist. Egal, wie ich heute damit klarkomme, der Tag teilt nun mal mein Leben in ein Vorher und Nachher. Wie hätte ich das damals ahnen können? Und jeden Tag könnte ich weinen. Aber ich bin auch stolz. Stolz darauf, woher ich gekommen bin. Darauf, wie ich entschieden habe, mein Schicksal anzunehmen, und anstatt dagegen anzukämpfen, es mit in den Kampf zu nehmen. Damals hatte ich nicht die Chance, mich zu verabschieden, da ich den Abschied nicht wahrgenommen habe. Vielleicht war es besser so. Ich nahm auch nicht wahr, wie ich aus meinem Zimmer geschoben wurde – ich hatte meine Narkose schon bekommen. Als ich aufwachte, war mein Leben auf den Kopf gestellt, aber wieder nahm ich das nicht sofort wahr.

Karrierestart

Zehn Tage später. Ich frage nie nach. Ich möchte einfach nicht, dass meine Familie diese Zeit noch mal erlebt, und wenn auch nur als Erinnerung. Es liegt außerhalb meiner Vorstellungskraft, wie sich die Abwesenheit eines Familienmitgliedes anfühlt. Meine größte Angst besteht darin, einen von ihnen zu verlieren. Wie war es also, als ich in der Intensivstation lag, bewusstlos und abgetrennt von der Welt? Als ich in den Händen eines Mannes lag, welcher an etwas in meinem Gehirn arbeitete. Ich will es nicht wissen. Es muss eine grauenhafte Erfahrung für sie gewesen sein.

Zum Glück habe ich nur wenig Erinnerung daran, was mit mir zu passieren schien. Trotzdem sind diese Albträume in meiner Seele eingeprägt und bei Gedanken daran breche ich jede Erinnerung ab, bevor sie anfangen, mich zu jagen. Die chemischen Medikamente, welche für die Genesung oder die elfstündige Operation selbst verwendet werden, führen zu diesen Halluzinationen. Ich kann mich nicht entsinnen, was wann passierte, die Ereignisse sind verwischt. Aber ich erinnere mich daran, wie ich durch eine Art Gestell gedrückt wurde, bestehend aus Millionen kleinen orangefarbenen Sechsecken. Es hatte mich fest im Griff, bewegte sich automatisch und versuchte, mich von meinem Körper zu trennen. Als ich das Gesicht hindurch presste, schienen die Ärzte auf der anderen Seite zu stehen und zu rufen: „Mach's nicht, mach's nicht!" Ich könnte mich fragen, was all dies bedeutete. Ich glaube, es passierte irgendwann während der OP selbst. Aber ich glaube es sowieso zu wissen: Vielleicht war es die Entscheidung, aufzugeben, wovon sie mich abhalten wollten. Als ich einmal halb wach war, nahmen die Albträume kein Ende und ich konnte Realität nicht von Traum unterscheiden. Ich glaubte, ich sei Zeuge davon, wie sich eine Bande Farbiger ein Gefecht mit einer anderen Gang lieferte, gleich nebendran, wo auch immer ich war. Es ging um Drogen, Schüsse fielen, sie kamen auch in mein Zimmer, zu dem Schwarzen, der auf dem Bett neben mir lag. Reifenquietschen, Schüsse und Schreie habe ich vernommen.

Die Träume waren solch eine grausame Erfahrung, ich weiß nicht mehr, was tatsächlich geschah und was nicht. Und jetzt ist es mir auch egal. Je weniger ich daran denke, desto mehr versiegt die Erinnerung im Laufe der Zeit.

Ich habe mir eingebildet, meine Schwester war mal am Bett, um sich von mir zu verabschieden, was sie verwirrt bestritt, als ich sie später danach fragte.

Wassertropfen auf meiner Zunge durch eine Pflegekraft auf Intensiv, von der ich nichts mehr weiß, außer dass sie etwas grob war und wie eine Eule aussah, waren meine Rettung und meine einzigen positiven Erlebnisse aus dieser Zeit. Später erfuhr ich, dass meine Schlucknerven leicht beschädigt worden waren und ich nichts zu Essen oder Trinken bekam, sondern künstlich ernährt wurde.

Tag für Tag verstrich und ganz langsam verstand ich immer mehr, was um mich herum und mit mir geschah, und was passiert war. Ich erinnere mich an meine Mutter, breit grinsend, nachdem zunächst mein Gehör tatsächlich nicht betroffen schien.

Zurück im Zimmer, hatte ich Krankengymnastik, Ergotherapie und was nicht alles am Bett. Ich sah meinen damaligen

Lieblingsverein VfB Stuttgart beim Fußball in der Champions League Manchester schlagen. Ich habe mich so sehr gefreut, ich hätte am liebsten selber mal wieder gespielt. Damals wusste ich noch nicht, dass meine Karriere als Hobbyfußballer beendet war. Ich wollte raus, wollte mich bewegen. Jedes Mal, wenn ich im Fernsehen Burger King-Werbung sah, wurde ich weich, der Hunger begann sich zu melden. In den 14 Tagen unfreiwilligen Fastens hatte ich sieben Kilo verloren.

Tag für Tag wuchs meine Erkenntnis und mein Gemüt wurde erdrückt, meine Hoffnung schwand, mein Leben schien zu zerbröseln. Als ich eines Tages versuchte aufzustehen, fragte ich die Schwester, warum ich denn wegkippe? „Weil dein Gleichgewichtsnerv beschädigt ist."

Na gut, das schaff ich auch noch! Ich dachte, ich bin ein Wrack, aber es kam noch schlimmer. Im Laufe des Krankenhausaufenthalts verabschiedete sich mein Restgehör und ich wurde absolut taub. Stift und Block lagen jetzt neben dem Bett auf dem Tisch. Wie weit schien ich entfernt von Freunden und Familie, die neben mir standen. Ich lernte später, dass sich Hörgeschädigte oft genauso vorkommen: im Gefängnis und doch frei. Wie unter der Käseglocke. Tatsächlich passte bei mir das Bild vom durchlöcherten Käse, so bizarr es auch klingen mag.

Trotz der Umstände erholte ich mich langsam Tag für Tag. Zurück auf Station gab man mir etwas Joghurt, tatsächlich klappte das Schlucken besser. „Warum nur ein bisschen?", wollte ich wissen. „Weil deine Schlucknerven beschädigt sind." Und was war mit dem Steak, das ich so gerne aß? Na ja, ein bisschen geht schon, ich brauche halt länger und meine Kaumuskeln sind erschöpft, lange bevor ich satt bin, wenn ich etwas esse, was schwierig geht, wie beispielsweise Steak. Also wähle ich stets mit Bedacht, was ich esse, um sicherzustellen, dass ich satt werde und nicht an Gewicht verliere. Das heißt auch, dass ich die Kellnerin vielleicht dreimal wieder wegschicke. Das ist aber nicht mein Problem – ich lasse mich nicht stressen. Außerdem verschlucke ich mich aufgrund der geschädigten Schlucknerven oft (irgendwo sitzt da ein Tumor drauf). Dass es zeitweise gar nicht ging, lag an den geschwächten Muskeln. Besonders bei trockenem Essen wie Keksen oder bei Flüssigkeiten. All diese kleinen Einschnitte schienen mich damals runterziehen zu wollen.

Es geschah so viel auf einmal. Ich kam nicht dazu, mich zu fragen, was diese Operation sollte, wenn sich die Dinge nur verschlechterten. Ich dachte gar nicht daran, dass es so bleiben würde. Damals wusste ich nichts davon, dass es um einiges hätte schlechter sein können, und dass der Chirurg sich dafür entschieden hatte, die Operation nach nur 30 % der Tumorentfernung auf der linken Seite abzubrechen, erfuhr ich später. Gut so, es wäre zu viel gewesen, ich fühlte mich sowieso schon komplett im Eimer. Ich mache ihm aber keinen Vorwurf, obwohl er mich trotz fehlendem Expertenwissen operierte. Erst später, als ich mehr über diese Krankheit wusste, erfuhr ich, dass es deutschlandweit nur wenige solcher Experten gibt. Heute begegne ich dem Ganzen mit gemischten Gefühlen: Zunächst bin ich dankbar dafür, dass er mir in so jungen Jahren nicht noch eine größere Herausforderung aufgebürdet hat. Andererseits hatte er nicht das Wissen über NF2, warum also entschied er sich trotzdem dafür, mich zu operieren? Ich denke, er hätte es besser wissen sollen. Trotzdem, er war ein wunderbarer Mensch, ich bin mir sicher, er hat sein Bestes gegeben. Meine Dankbarkeit jedenfalls übertrumpft meine Enttäuschung, vielleicht hat er mir das Leben gerettet, wer weiß? Jedenfalls hat er nicht schon damals noch mehr kaputt gemacht.

Ich fing an, eine Liste zu schreiben mit Dingen, die ich machen wollte nach der Entlassung aus diesem furchtbaren Gefängnis. Ganz oben stand „Sushi essen", darunter „fahren lernen".

Aufbruch

Nach meiner Entlassung ging es direkt zu einer Rehabilitationsstätte für Jugendliche im tiefen Süden Deutschlands. Natürlich waren sie dort etwas überfordert mit meinem Fall, und meine Eltern erkannten, es war nicht der richtige Ort für mich, um wieder auf die Beine zu kommen. Was ich von dort allerdings mitnahm, war, dass mein „Sozialpädagoge" mir demonstrierte, dass ich mit meinem Schicksal nicht allein war: Er zeigte mir die Website einer bundesweiten Selbsthilfegruppe. So kam ich in Kontakt mit meinem inzwischen guten Freund Lorenz, der schon viele Jahre mit dieser Krankheit mitgemacht hatte. Inzwischen wieder daheim, folgten Gespräche und Diskussionen per Chat. Immer wieder holte er mich mit seiner trockenen, realistischen, aber humorvollen Art auf den Boden der Tatsachen, während ich meiner Natur gemäß sehr optimistisch in die Zukunft blickte. So entschied ich mich damals dafür, ein bisschen Abstand zu nehmen, die Krankheit zu ignorieren und zu leben.

Tatsächlich, inzwischen Zuhause, besserten sich die Dinge. Das ging von Sushi essen mit meinem engsten Freundeskreis bis zu Dinge bekommen, die mir vorher verwehrt waren. Familie Schwartz, mit der ich wie wild mit Zetteln kommunizierte, ist mir bis heute treu. Nico, ein paar Jahre jünger und einer meiner besten Freunde, wich mir nie von der Seite, Ali, mit der ich aufgewachsen bin, schwebt auf der gleichen Wellenlänge. Und John, ja, den ziehe ich beim Scrabbeln auf Englisch immer mal wieder ab. Und Claudias Spaghetti aus der Kindheit werde ich nie vergessen.

Eines Tages fand ich einen Bomben-PC in meinem Zimmer vor, welchen ich vorher nie und nimmer besessen hätte. Er sollte mir die Kommunikation mit der Außenwelt erleichtern. Wundersamerweise erholte sich mein Gehör auf der rechten Seite etwas. Ich bekam Audiotherapie, übte Lippenabsehen, lernte, mit meiner Situation umzugehen, und ein Hörgerät holte aus meinem Restgehör noch mehr raus. Was war das für ein Erlebnis, beim Akustiker endlich eines zu finden, das half! Der Fehler, es beim Duschen aus lauter Ungewohntheit versehentlich anzulassen, passierte mir nur einmal. Jahre später, nachdem das Hörgerät schon lang nichts mehr half und ich demzufolge keines mehr trug, fasste ich mir immer noch manchmal instinktiv hinter die Ohren, um zu sehen, ob ich es auch nicht abzulegen vergessen hatte. Je mehr Zeit jedoch ohne verging, desto mehr gewöhnte ich mich daran, und heute ist es nur noch ein blitzartiger Gedanke.

Das Hören mithilfe des Hörgeräts wurde immer besser. Eines Tages hielt sich Frau Bogár-Sendelbach, meine Therapeutin, die mich durch diese schwere Zeit begleitete, ein Blatt vor den Mund, sodass ich ihre Lippen nicht sah. Ich verstand, alleine durchs Hören! „Barbara saß nah am Abhang." Immer öfter klappte die Kommunikation mit meiner Physiotherapeutin Carmen – auch, wenn ich sie nicht anblickte.

Mein PC wurde tatsächlich zur Kommunikationsmaschine. Das Internet machte es möglich. In Chaträumen, mit Chatprogrammen, holte ich mir das wieder rein, was „draußen" nicht mehr ging. Die Kommunikation klappte schließlich zu 100 % und Vorurteile gab es auch keine. Gerald, ebenfalls von NF2 betroffen, weihte mich in PC-Kenntnisse ein, die ich bis heute weitergebe. Tiefer und tiefer versank ich in die Isolation vor dem Bildschirm, begab mich in virtuelle Welten, dort, wo die Kommunikation reibungslos klappte – im Gegensatz zu meinem realen Leben. Die Nächte wurden lang, meine Eltern verstanden es, zugleich aber auch nicht. Ich selbst merkte gar nicht, wie oft ich Manuel, den Jungen von nebenan, alleine im Garten kicken ließ.

Meine Eltern und ich besuchten einen Gebärdensprachkurs. Ich lernte schnell, und meine Eltern gaben sich dankenswerterweise sehr viel Mühe. Mein Vater übte und übte, beispielsweise mit selbst gebasteltem Karteikärtchen-Kasten auf der Arbeit. Mittlerweile ist die Gebärdensprache in die Mitte unserer Beziehung gerückt. Jedenfalls, wenn ich da bin. Es ist eine tolle Leistung meiner Familie. Ich hatte und habe wirklich sehr viel Glück.

Ein wichtiger Punkt war, als ich in den Kontakt mit Gehörlosen kam. Die waren schließlich auch taub. Ich glaubte, meine Identität wieder gefunden zu haben, mit der Gebärdensprache konnte ich endlich wieder mitreden. So glaubte ich jedenfalls. Nach und nach realisierte ich, dass viele Gehörlose eben doch anders sind als wir Ertaubten. Für uns ist der Verlust des Gehörs oft erst mal ein dramatischer Wendepunkt im Leben, der es in zwei Teile schneidet. Die Identitätskrise ist vorprogrammiert. Für Gehörlose bedeutet die Taubheit oft keine große Sache, aufgewachsen damit, kennen sie jenes Erleben der Welt mithilfe der Ohren nicht wirklich. Für einige ist das völlig normal, quasi so normal wie die Körpergröße. Sie können diese Welt also nicht vermissen und wachsen oft in der Gehörlosengemeinschaft auf, einer tollen Gemeinschaft, die sich durch die Gebärdensprache definiert. Strategien wurden bereits von klein auf entwickelt und der richtige Platz in der Gesellschaft gefunden. Orte und Gruppen, wo sie sich wohlfühlen, sind längst ausgemacht. Eine eigene Kultur entwickelt sich daraus. Da passte ich nicht so recht hinein – über einen Prozess, der einige Jahre dauerte, durfte ich dies erkennen. Auseinandersetzungen mit Gehörlosen folgten immer wieder, trotzdem empfingen sie mich stets mit offenen Armen und ich lernte sie wertzuschätzen und bin dankbar dafür, diese Kultur kennenlernen zu dürfen. Mit vielen von ihnen, die sich dafür entschieden haben, sich hauptsächlich in der Gehörlosenwelt aufzuhalten, kann ich bis heute nicht sonderlich viel anfangen. Aber wie bei Menschen üblich, sind sie sehr verschieden. Heute zähle ich Alex, Annika und weitere Gehörlose zu meinen besten Freunden. Ich fragte mich manchmal: „Wäre es besser, du wärst gehörlos, dann gäbe es nicht diese Erinnerung an das Hören, kein Vermissen?" Nein. Das ist schon gut so, dass ich als Hörender aufgewachsen bin, denke ich. Inzwischen stelle ich mir die Frage nicht mehr.

Ich finde, wenn ich meine Zeit mit jemandem genießen möchte, brauchen wir eine gemeinsame Sprache. Die Gebärdensprache hat sich für mich als eine wunderschöne Art des Ausdrückens erwiesen und gab mir auch Zugang in die Gehörlosengemeinschaft. Nun konnte ich sozusagen Teil davon sein. Diese Sprache ist für mich seit meiner Ertaubung also ein integrativer Teil meiner Identität geworden. Ich weiß nicht, was ich ohne dieses Werkzeug machen würde.

Nach geraumer Zeit, die ich für mich selbst brauchte, um wieder zu mir zu finden, begann ich damit, die Gebärdensprache auch meinen engeren Freunden zu vermitteln, die froh waren, einen Weg zurück zu mir und meinem wahren Selbst zu finden. An der Universität habe ich einen Gebärdenverein gegründet, der schnell zum zentralen Teil meines Studiums heranwuchs. Heute achte ich darauf, dass meine Umwelt so konstruiert ist, dass dort auch die Gebärdensprache präsent ist. Ohne sie fühle ich mich nackt und einsam, daher bin ich unendlich dankbar für das, was mir diese Sprache gab und gibt.

In der Öffentlichkeit hingegen oder unter Menschen, die ich kaum kenne, werde ich immer wieder gemieden, es ist fast unmöglich, neue Leute kennenzulernen. Gehörlose, die sich dazu entschlossen haben, den Kontakt mit der hörenden Welt gar nicht erst aufzubauen oder zu pflegen, und stattdessen bequem unter sich bleiben, wo alles klappt, kann ich nur zu gut verstehen. Tatsächlich sind es immer wieder die gleichen Frustrationen mit diesen „taktlosen Hörenden", und nicht selten kommt es mir vor, als würde ein Problem gemacht, wo für mich keines ist, oder mit dem ich mich längst abgefunden habe. Zum Beispiel die Frage: „Was, du darfst Auto fahren, obwohl du nichts hörst? Was, wenn jemand hinter dir hupt?" Zähneknirschend erkläre ich dann mal wieder, dass erstens zu 99 % unnötig gehupt wird, und zweitens, dass Hörgeschädigte sogar bessere Autofahrer sind, da weniger abgelenkt, konzentrierter und aufmerksamer. Verständnisvolles Nicken. „So, nächstes Thema?", frage ich.

Unter Hörenden erlebe ich immer wieder, wie schnell sich Beziehungen unter „normalen" Umständen entwickeln, und wie zäh sie dagegen mit mir sind. Am schmerzhaftesten ist es, wenn ich sehe, wie unterschiedlich sich dieselbe Situation abspielt, beispielsweise sind wir nach zwei Minuten immer noch beim Namen, während woanders geschrien wird „Ha, den Ingo kenn' ich auch …!"

Am schlimmsten ist es in einer Gruppe, aber ich hab gelernt, die Notbremse zu ziehen, mich zu distanzieren, anstatt dazusitzen und dem Ganzen zuzuschauen. Später sollte ich merken, dass es auch an mir liegt. Ich würde abwägen, ob meine Anstrengung sich lohnt oder nicht. Ich entscheide, ob die Person bloß ein flüchtiger Kontakt ist oder ein potenzieller Freund. Wenn ich Potenzial sehe, dann werde ich aktiv und zeige Strategien auf, vor allem wenn das Potenzial weiblich ist und mir gefällt.

Viele sind dermaßen überfordert mit der ungewohnten kommunikativen Situation, dass sie sich lieber umdrehen oder erst gar nichts sagen, was natürlich für sie die scheinbar einfachste Lösung darstellt. Für mich zwar jedes Mal eine Ohrfeige um die verpassten Möglichkeiten, aber ich habe mich schon an das Schweigen gewöhnt. Es ist interessant zu sehen, wie viele Menschen Angst davor haben, zu scheitern. Es liegt ja auch an mir, den größeren Teil der Brücke zur Kommunikation zu bauen. Etwas Positives haben diese Situationen oder Nicht-Situationen auch: Endlich kein sinnloses Blabla mehr, es geht jetzt schnell ums Wesentliche. Schön direkt, wie die Gebärdensprache auch ist, kann das schon sehr effizient sein. Der Hilflosigkeit begegnen viele Leute mit Flucht, sie bemerken oft nicht einmal, wie sie mich dabei verletzen, aber ich glaube, ich wäre nicht anders an ihrer Stelle. Ein Kommentar wie „ist egal" oder „ist nicht wichtig" bedeutet einen Stich ins Herz und für mich stirbt der Mensch, der sich dafür entscheidet, so etwas zu erwidern, ein bisschen ab. Als wäre ich es nicht wert. Ich versuche stets, es nicht persönlich zu nehmen. Wenn ich darüber nachdenke, stelle ich fest: Nicht ich bin es, was sie vermeiden, sondern die für sie ungewohnte Kommunikation mit mir. Immer wieder sage ich mir also: „Das ist ihr Verlust, nicht deiner." Denn ich mag mich, und die Leute, die mir wichtig sind, mögen mich auch. Trotzdem ist es auch mein Verlust. Gerade dieser kleine Small Talk und scheinbar belanglose zwischenmenschliche Kontakt ist es, der Türen aufstößt. Für mich bleiben diese also oft verschlossen. Ich komme mir ausgeschlossen vor, von Persönlichkeiten, Information, Zwischenmenschlichkeit, vom Zugang zu anderen Menschen überhaupt, einfach von Farbe im Leben. Stattdessen scheint der Kontakt mit Fremden immer gleich abzulaufen, wird doch so viel verschwiegen. Ein Beispiel: Im Krankenhaus fragte ich an der Rezeption, ob irgendwo im Haus am Abend Fußball läuft. Zwei Minuten lang redete er auf mich ein und ließ mir keine Chance zu antworten. Dann sagte ich, ich sei taub, ob er es bitte aufschreiben könne. War ihm wohl zu blöd, denn er schüttelte den Kopf und antwortete schlicht „nein", weiß er nicht. So reduzieren sich die Gespräche nur auf das Nötigste und mit ihnen auch die Informationen, Beziehungen und Möglichkeiten. Was hatte er wohl gesagt? Dass Fußball nur bei der WM gezeigt wird und wo dann? Hatte er über das Spiel geredet, weil er sich auch dafür interessiert? Oder hatte er gesagt, am Abend sei doch das große Feuerwerk im Garten? Jedenfalls frage ich immer seltener fremde Menschen etwas.

Es gibt erfreulicherweise immer wieder und überall Menschen, die nicht diesem Verhaltensmuster folgen, besonders außerhalb meiner Komfortzone, also dort, wo Unerwartetes wartet. Es kostet jedes Mal Mut, dort hinzugehen, jedoch fühl ich mich dann schnell dafür belohnt, den Schritt gemacht zu haben.

Aufgrund der Unmenge an Kommunikation, die an mir

vorbeiläuft, drehen sich meine Gedanken stets um mich, um mein Erleben, und ich werde fast zur Egozentrik verdammt. Vielleicht auch ein Grund für das Entstehen dieses Buches. Ich komme mir oft wie ein Fisch gefangen im immer selben Aquarium vor. Wie gerne würde ich oft wissen, welche Sprache denn die Menschen um mich herum sprechen. Aber statt darauf zu achten, was ich nicht kann, versuche ich oft, auf das zu sehen, was ich eben kann. Zum Beispiel Nationalitäten erraten anhand von Akzenten, die ich deutlich von den Lippen erkennen kann (Leuten mit Akzenten kann ich sehr gut von den Lippen absehen).

Dennoch: Viele Situationen zeigen mir auf, was nicht mehr geht. Aber aufgrund all dieser Dinge wütend zu werden, wäre Verschwendung meiner Energie. Traurigkeit, Enttäuschung und Frustration sind oft das, was mir bleibt, und stets geht es darum, das abzuwehren. Um meine geliebte Weltoffenheit zu wahren, hilft es mir, andere Türen zu suchen und aufzustoßen.

Mit dieser Reprogrammierung dessen, was ich vom Leben erwarte, neu zu lernen, was ich von mir selber verlangen kann, fühlte ich mich immer sicherer und auf dem richtigen Weg. Auch wenn viele Änderungen meiner Einstellung erst viel später auftraten, so dämmerte es mir langsam. Ein Psychologe beschreibt es mit der Metapher einer Vase: Sie ist zu Boden gefallen und wurde zertrümmert. Jetzt habe ich die Wahl: Schmeiß ich sie weg und verliere sie für immer? Sie wird nie wieder so aussehen wie früher, und selbst zusammengeklebt ist sie sehr sensibel. Oder nehme ich die Stücke und baue was Neues daraus, etwa ein Mosaik?

Die Zeit, zu akzeptieren, dass es nie mehr so wird wie früher, und zu erkennen, dass ich trotzdem etwas Neues, Schönes daraus bauen kann, lag jetzt vor mir, von Trauer, Nicht-Wahrhaben-Wollen überdeckt. Trotzdem, Schritt für Schritt begann ich mein Mosaik zu bauen, meinen eigenen Weg zu gehen und die Blumen zu pflücken, die den Bedingungen trotzten und trotzdem hier und da sich dafür entschieden, zwischen den Steinen zu wachsen. Und auch den Führerschein machte ich in diesem Jahr, damit ich den Weg bald fahren konnte.

München

Der Plan, an einer Wirtschaftsschule das Abitur zu machen, wurde schnell begraben. An einer normalen Schule in Vor-Inklusionszeiten war das ein Ding der Unmöglichkeit. So sahen wir uns also nach Alternativen um und kamen auf ein Internat für Hörgeschädigte in München. Ich probierte dort ein Gymnasium aus und die Fachoberschule nebenan. Eine Woche auf der FOS genügte mir, um zu sagen: Bin dabei!

Im Internat angekommen, kam ich in Kontakt mit meinen zukünftigen Erziehern. Ulla erzählte mir später von ihrem ersten und positiven Eindruck. Dieser wandelte sich jedoch, als sie mich am nächsten Morgen schwanken sah. Sie steckte mich in die unterste Schublade der „Trunkenbolde", sagte sie Jahre später, und dachte: „Oh Gott, was ist denn mit dem los, ist der etwa schon am Morgen besoffen?" Lange grübelte sie, bis ein Gespräch über mein Krankheitsbild Aufklärung brachte.

Vorurteile erlebe ich natürlich am laufenden Band. Mit Belustigung schaue ich in erbleichte Gesichter, wenn mir jemand zum Fahrersitz des Autos hilft. Sind es zwei Personen, die mich in der Dunkelheit stützen, noch besser! Abgehalten davon, einzusteigen, wurde ich jedoch noch nie. Inzwischen juckt mich das nicht mehr. Was interessiert mich, was andere über mich denken? Die Menschen, die mir wichtig sind, wissen Bescheid. Reaktionen anderer verraten mir oft mehr über sie selbst als über mich. Außerdem ist das ja normal, Vorurteile gehören eben dazu, auch in meinen Gedanken. Viel zu oft – leider. Ich wage sogar zu behaupten, dass genau dieses Vorurteilsdenken anderer mir dabei hilft, die „guten" Menschen rauszupicken. Nämlich solche, die mir offen begegnen.

Knapp ein Jahr nach meinem, ich nenne es „Blitzeinschlag", bezog ich in München also ein Zimmer. Es war sowieso ein guter Zeitpunkt, halb selbstständig weg von Zuhause zu leben. Schnell fand ich Anschluss, meine Gruppe und insbesondere mein Erzieher Anne Bouwmeester aus Holland (der Name „Anne" kann in Holland auch männlich sein) waren ein Goldgriff. Er hatte stets ein offenes Ohr für mich, meine Klagen über die Gehörlosen, die Hörenden, meinen Platz in der Welt, aber auch philosophischere Themen wie Fußball bewegten uns. Mit mir als FC Bayern-Hasser gehörten Konfrontationen mit anderen Bewohnern zum Alltag sowie Diskussionen und natürlich auch Spiele schauen, wo schon mal die Kissen flogen und uns Ulla auch mal in die Schranken weisen musste. So begann ich also, abgelenkt von meiner NF2, deren Umfang und Potenzial ich aufgrund meiner Ignorier-Einstellung nicht wirklich kannte, mich wieder auf die Bahn zu hieven. Mit Einschränkungen zwar, aber das brachte mich nicht um. Ich war es inzwischen gewohnt, dank meines kaputten Gleichgewichts beim abendlichen Hallenfußball als Letzter in ein Team gewählt zu werden. Früher wurde ich noch ziemlich früh gewählt. Immer mehr wunderte ich mich, wie ernst andere das Spiel nahmen, „die sollen doch froh sein!", dachte ich.

Kommunikativ hatte ich in dieser Umwelt nicht so viele Sorgen, insbesondere der Kontakt zu Gehörlosen nahm zu, nicht nur, weil ich in der Fachoberschule in einer Gehörlosenklasse war. Es war eine geile Zeit und die NF ließ mich in Ruhe. Dass ich irgendwann innerhalb einer Woche aufgrund eines wachsenden Tumors meine Stimme verlor und nur noch heiser sprechen konnte, war zwar nervig, aber es störte mich damals nicht so sehr. Nach Rücksprache mit meiner NF2-Ärztin (inzwischen war ich in Expertenhänden) in Würzburg erfuhr ich, dass an einem Implantat geforscht wird, welches die Funktionen des Kehlkopfes ersetzt. Das hieß für mich: Geduld, wird schon. Eben bisschen warten …

Zum Jahresabschluss fuhren wir einmal mit der Gruppe nach Holland. Alle mit dem Fahrrad, Anne mit mir auf dem Tandem. Das erste Mal wieder auf dem Sattel, es tat so gut, dass ich ausblendete, nicht selbst zu fahren. Auf der Nordseeinsel Schiermonnikoog vorbei an der Bloedstraat mit unseren Fiets den Fietspad entlang. Nach Stärkung in der Gaststätte Lindeboom erwischte uns ein Wolkenbruch eiskalt. Während die anderen in der nächsten Scheune Zuflucht suchten, packte ich meine Frisbee aus und mit meinen Überredungskünsten gelang es mir, zumindest einen aus der Gruppe Bouwmeester dafür zu begeistern, im strömenden Regen Frisbee zu spielen. Manchmal bleibt einem einfach nix anderes übrig, als das Beste aus der Situation zu machen.

Ich war schon immer ein Besserwisser, und den bekamen im Internat auch meine Mitbewohner manchmal zu spüren. Da knallte schon mal die ein oder andere Zimmertür, wie durch ein Wunder verlor niemand deswegen seine Finger. Mein Controller hingegen musste beim FIFA-Spielen schon mal dran glauben. (Wieso geht der Scheiß-Abwehrspieler nicht hin!?) Nachdem ich ihn an die Wand gepfeffert hatte, funktionierte er nicht mehr. Ups! Phasen der Dominanz wechselten sich mit Niederlagenserien ab. Insgesamt, na gut, waren die gehörlosen Freunde Harry und Thomas wohl gleich gut wie ich. Einigen wir uns auf ein Unentschieden. Als Neuling in der Gehörlosenwelt fand ich mich nicht gleich zurecht und beging den Fehler, den so viele machen. Ich sagte: „Die sind doch dumm." Erst später lernte ich, dass dem nicht so ist, sie sind einfach anders. Freunde machte ich mir mit solchen Aussagen natürlich nicht. Wie viele denken wohl von mir, ich sei dumm, weil ich etwas nicht verstehe oder mitbekomme? Trotzdem versuchte ich, mich als Ertaubter zu integrieren. Da mit Gehörlosen immerhin die Kommunikation klappte, fand ich mich immer wieder dabei, mich vermehrt per Gebärdensprache zu unterhalten, und so hatte ich das Glück, sie spielend zu erlernen. Wie auch immer, das war nicht meine Welt. Ich kam mir schon manchmal wie ein Sonderling vor, es schmerzte ab und zu, zu sehen, wie sich die Gruppen formten, ob Gehörlose oder Schwerhörige, und ich konnte reinschnuppern, mehr ging aber eben nicht. Bei mir klopfte vergleichsweise selten jemand. Vielleicht habe ich's bloß nicht gehört. Hä hä?

Andererseits hatte ich so auch die Chance, von überall was mitzunehmen. So ist das auch heute noch. Ich bewege mich auf der Linie zwischen den Welten. Ob ich das nun positiv oder negativ empfinde, ist Einstellungssache, und klar, es schmerzt schon auch öfter mal. Trotzdem, ich versuche es generell positiv zu sehen. Ich habe schon sehr viel Glück, mit zwei Sprachen aufgewachsen zu sein. Dank meiner Mutter, die nur Englisch mit mir sprach, habe ich eine Vierfach-Identität, ein echter Zwilling, sogar doppelt, wie sie immer wieder mit einem Schmunzeln auf den Lippen feststellt. Und ich lächle dann auch, denn genau das ist es doch, was ich mag, oder? Eben kein Standard-Müller sein, sondern ein bisschen was Besonderes. Das ist schon gut so! Einzelgänger war ich sowieso schon immer. Ich weiß noch, eines Abends saßen ein paar Schwerhörige beisammen und rauchten Wasserpfeife. Da wollte ich natürlich gleich mitrauchen und setzte mich dazu. Sie schmeckte etwas ungewohnt, also fragte ich, was da drin sei. Einer der Schwerhörigen antwortete (er sprach keine Gebärdensprache). Ich verstand nur irgendwas mit „O". Er konnte aber das Fingeralphabet halbwegs und ich weiß nicht mehr, ob es sein Fehler war oder meiner, jedenfalls war ich sofort auf den Beinen und wollte meinen Atemzug rückgängig machen. K-O-K-S! Oh Gott, das wollte ich doch nicht! Ich sah mich um, pustete voller Panik aus. „Hast du Koks gesagt?" Er verstand mich wohl wiederum nicht richtig und sagte gelassen „Jo!" So ging das noch kurz weiter, bis sich herausstellte, dass er „Kokos" gesagt hatte. Puh!

In der Gehörlosenklasse, vom Niveau niedriger, fühlte ich mich ziemlich unterfordert, so wechselte ich in eine Klasse mit wenig Hörenden und zwei leicht Schwerhörigen. Mit technischen Hilfsmitteln und Unterstützung der Lehrkräfte sowie meist kooperativen Mitschülern konnten wir mein damaliges Restgehör noch so ausreizen, dass ich einigermaßen folgen konnte und es dort auch bis zur Abschlussprüfung und somit Fachabitur durchzog. Das Ziel Abitur hatte ich erreicht, nur anders. Zwar war es insgesamt nicht mein idealer Platz, aber das war ich inzwischen gewohnt. Ich denke gerne an den Schulalltag zurück.

Ausdrucksweise

Während sich in meiner Kindheit meine Gedichte noch um Spaghetti oder den Nikolaus drehten (Gedichte aus der Kindheit am Ende) kam es, dass ich im fortgeschrittenen Alter oftmals Gesellschaftskritik übte, Situationen beschrieb, Widmungen für andere machte ... mittels Poesie kam dies zum Ausdruck.

In den Münchner Jahren befasste ich mich wieder mit anderen Sachen. Wo ich konnte, ging ich den Dingen nach, die mich schon vorher interessiert hatten. Dass ich nicht mehr richtig Sport machen konnte, tat mir zwar immer wieder weh, trotzdem gab es jetzt am Internat einen Haufen Leute, die inspiriert durch mich, initiiert durch einen Erzieher, mein geliebtes Ultimate Frisbee spielten. Oder Tichu, das war nicht mal Sport, sondern das geilste Kartenspiel überhaupt!

Hoffnung

Gibt es Zukunft ohne Töten?
Wie wäre dieser Welt Gestalt?
Egal, sie wäre so von Nöten!
Und zwar nicht später, sondern bald!

Und in welcher Welt leben wir?
Warum müssen Menschen leiden?
In einer Welt voll Hass und Gier.
Kann man Krieg nicht meiden?

Wo ist das Vorbild, das uns zeigt,
dass es auch Liebe gibt, in anderem Sinn.
Doch dieses Vorbild schweigt.
Und die Welt, die sich liebt, scheidet dahin.

Sterben Soldaten für ihr Land?
Warum töten, warum Krieg?
Der wahre Grund liegt auf der Hand:
Es geht um Macht und den großen Sieg.

Doch Macht kann man auch anders zeigen!
Durch kluges Handeln und Kooperation.
Doch diese Macht wird ewig schweigen.
Der Mensch von heute sucht nur Konfrontation.

Worte sind oft auch der falsche Weg.
Zwar besser als Krieg, man lernt was daraus.
Doch Worte sind oft auch ein schmaler Steg
und dieser führt auf dasselbe hinaus.

Die Antwort kann man ewig suchen,
doch fündig wird man nicht.
Man kann auch die Schuldigen verfluchen.
Hoffnung heißt das schwache Licht.
Herbst 2005

BUllSHit

Im Osten gibt's ein kleines Land,
seit fünfundzwanzig Jahren still.
Ein Problem, wie einer fand,
und dem ein Ende setzen will.

Wie kann man so unmenschlich sein?
Voll Hass, kriegssüchtig und verlogen?
Er hat dem ganzen armen Volk
die Lebensenergie entzogen.

Er will die ganze Welt für sich,
Menschenleben sind egal.
Und warum wehrst du dich nicht?
Es wäre nicht das erste Mal!

Die Jugend schickt er in den Krieg!
Ohne Grund und Sorgen.
Und er erringt fast noch den Sieg.
Doch wie steht's mit morgen?

Zehntausende von Toten, was ein Graus!
Das ganze Volk am leiden.
Und er ist noch fein raus?
Nicht mit uns, Herr Bush!!
Wird Zeit, dass wir uns scheiden!
Herbst 2005

Manche Gedichte waren und sind auch Formen des Verarbeitens. Emotionen kommen dort zum Ausdruck, andere entstehen aus Wortspielen oder sind spontane Ausdrücke meiner Kreativität. Ich habe den Eindruck, immer wenn es mir besonders gut geht, schreibe ich solche sinnfreien Sachen aus Jux, so, wie in meiner Kindheit.

Kindheit. Wieder so ein Stichwort, behaftet mit einer Menge an Gefühlen. Ich denke, das gilt für jeden. Ich habe jedenfalls das große Glück, eine einzigartige Kindheit genossen zu haben, und diese kann mir niemand wegnehmen. Sie ist inzwischen mein größter Schatz und dennoch vorbei. So habe ich also Gandhis weise Worte als ein Lebensmotto übernommen: „Weine nicht, weil es vorüber ist, sondern lächle, weil es geschehen ist."

Die meisten Gedichte aus späteren Jahren – und hier im Buch immer wieder mal zwischen dem Text – kommen aber aus der Tiefe, oftmals von meiner Seele, und bringen dann Gefühle zum Ausdruck.

Gesundheit! Danke!

Hat man sie, sieht man nicht,
was sie bedeutet an Wert.
Sie scheint so selbstverständlich.
Verliert man sie, wird man eines Besseren belehrt.

Unendlich ist die Trauer.
Nicht nur über den Verlust.
Auch die Blindheit war von Dauer.
Erst nachher wird man sich bewusst.

Doch dann ist es zu spät.
Und man weint ihr ewig hinterher.
Zwar das Bewusstsein neue Samen sät,
doch der Verlust wiegt dennoch schwer.

Die Samen keimen zu Dankbarkeit
gegenüber der damaligen Gesundheit.
Sie wachsen heran zu neuem Leid.
Zu Wut über die eigene Blindheit.

Wut über Unfähigkeit, das zu schätzen,
was man hat währenddessen.
Anstatt erst danach zu hetzen.
Dinge von solchem Wert – kann man nicht vergessen.
Winter 2006

Das folgende schrieb ich auf Englisch, kurz vor dem Erreichen der Fachoberschulreife. (Hinweis: Ich sah mich in der Übersetzung überfordert, weshalb sich die deutsche Übersetzung nicht reimt. Ich denke, sie ist dennoch aussagekräftig.)

Schicksal? Egal!

Wenn Schicksal seine Karte spielt,
ohne Vorwarnung erscheint,
und du gibst auf, stirbst langsam ab,
verbringst den Tag mit Trauern.

Hey, dann stimmt was nicht.
Du sollst stark und stolz sein.
Darfst nicht aufhören zu kämpfen,
nicht still und schwach, nein, laut!

Zeig den Mittelfinger
jedem Anzeichen von Trauer.
Ist nicht wert anzudauern,
kreier deinen eigenen Glauben.

Akzeptier die Herausforderung, nimm sie an!
Glaub an dich selbst, sei positiv.
Füge dich deinem Schicksal und stell dich ihm
und deine Einstellung wird wirksam sein!
Sommer 2007

Original:

Kaboom the Doom

When fate decides to play its card
comes into life without a warning.
And you give up or you die hard
or you spend all day with mourning.

Hey, then something isn't right!
You have to be strong and proud.
You should not stop the fight.
Don't be weak and quiet, no, be loud!

Show your middle finger
to every sign of grief.
It's not worth to let it linger,
create your own belief.

Accept the challenge, yes, take it!
Believe in yourself, be positive.
Tolerate your destiny and face it!
And your attitude will be causative.
Summer 2007

Mehr und mehr nahm ich auch mein Schicksal an und nahm jährlich am Sommertreffen für Gleichbetroffene teil. Auch wenn noch nicht so schwer betroffen wie manch anderer, und trotz des anfänglichen Schocks, zu sehen, was diese Krankheit anstellen kann, so tat es einfach gut. Endlich ein Ort, wo ich ich selbst sein konnte. So „normal" wie nirgends sonst. Später sollte ich auch ein Gedicht dazu verfassen.

Der Stein

Inzwischen versuchte ich also, die Dinge so zu akzeptieren, wie sie sind, und sei es nur ein Wolkenbruch. „Ist doch nur Wasser!", ist inzwischen meine Standardantwort, wenn jemand bekundet, dass es regnet. Stets verändern sich graue Mienen in ein Lächeln. Das war es schon wert, oder? Früher nahm ich daran teil, mich über den Winter zu beschweren. Bis mir mein Bruder mal sagte: „Dass der Winter schlecht ist, passiert im Kopf." Das gab mir zu denken, und inzwischen versuche ich jede Jahreszeit mit ihrer Art gleich zu mögen. Echt nicht leicht! Seit ich von jemandem las, der aus einem Land mit immer gleichem Klima nach Europa kam und auf die Frage, was er an Deutschland am meisten mag, antwortete „die Jahreszeiten", verstehe ich plötzlich, was für ein Geschenk es ist, dieses Naturschauspiel jedes Jahr aufs Neue erleben zu dürfen.

Ich weiß noch, als mir unsere Freundin Brigitte irgendwann nach dem Start meiner NF2-Karriere die Geschichte von der Steinpalme gab. In dieser wunderschönen Geschichte geht es um einen jungen Palmbaum. Seine Entwicklung wird durch den Wurf eines Steines eines Passanten in das Herz seiner Krone unterbrochen, ja fast zerstört. Unbändiger Schmerz und hoffnungslose Ohnmacht erfassen die zu Tode getroffene Pflanze. Den Stein abzuschütteln, gelingt nicht, er will und muss angenommen werden. Irgendwann regt sich in der Jungpalme eine „kleine Welle von Kraft", und sie beginnt zu wachsen gegen den Schmerz und gegen das Schicksal. Von nun an zentriert der junge Baum all seine Kraft auf sein Überleben mit der Last des Steines, er akzeptiert ihn als Teil von sich und wächst so weiter. Zwar anders als die anderen Palmen, aber im Laufe der Zeit wird die Palme immer kräftiger und mächtiger, bis, geborgen von ihren kräftigen Blättern, unter ihr das Leben pulsiert.

Da es kurz nach der ersten Operation noch zu früh für mich war, konnte ich erst nicht so viel damit anfangen, ich versuchte erst gar nicht, den Stein abzuschütteln. Ich weiß nicht mal mehr, ob ich überhaupt etwas aus der Geschichte las, wenn ja, interessierte sie mich nicht. Ich tat so, als sei da kein Stein. Als ich Jahre später die Geschichte wieder in die Hände bekam – inzwischen hatte ich mein Schicksal akzeptiert – und sofort erkannte ich, was Brigitte mir hatte sagen wollen. So begann ich, mich damit zu identifizieren, und bei jedem Lesen stehen mir die Tränen in den Augen.

Bald würde ich auch mein Abitur in der Tasche haben. Ich hatte mich darauf festgelegt, danach in England weiterzustudieren. Die endgültige Entscheidung fiel im Sommer, als wir auf dem Rückweg aus Cornwall mit dem Camper an Southampton vorbeikamen, wo meine Cousine seinerzeit studierte. „Stadt am Meer? Täglich angeln! Super!" Am Campingplatz traf ich eine Zweisprachige mit Englisch und Spanisch. Das sprechen so viele Menschen, und ich fand, das sei eine ordentliche Ausrüstung, um die Welt zu bereisen, mit Menschen zu sprechen. Somit wurde mir auch klar, was ich studieren würde.

Irgendwann um diese Zeit lernte ich zufällig in einem Internet-Forum Kathrin kennen und wir chatteten und chatteten. Für mich, obwohl wir uns nicht sahen, entwickelte sich damals wohl etwas. Ich fragte sie, ob es bei ihr auch so sei.

Liebe?

Das Meer der Gefühle ist riesig groß,
doch eins, das ist besonders schön.
Wie kriegt man es zu fassen bloß?
Wie kann man es deutlich vor sich sehn?

Ist man sich sicher, ist man nicht?
Keiner vermag sich genau zu entschließen.
Keiner kennt sein wahres Gesicht,
erst recht nicht mit Gefühlen wie diesen.

Jedenfalls darf man nicht so viel denken.
Gute Entscheidungen kommen von innen.
Lassen wir uns von Gefühlen lenken,
Selbst wenn man denkt, die Gefühle spinnen.

Dieses Gefühl beschäftigt mich sehr.
Es sticht im Herz fast immerzu.
Ein schönes Gefühl, was will man mehr?
Ich will wissen: Was willst du?
Winter 2006/2007

Dann war da noch die NF. Nach dem Abitur wäre es wohl
ein guter Zeitpunkt gewesen, um meine riesigen Tumoren im
Kopf zu operieren, die also noch immer den Hirnstamm in die
Zange nahmen. Viel stand auf dem Spiel, die Sache war ernst.
Nur ich begriff das nicht, oder wollte nicht. Mir ging es doch
relativ gut? Mein Restgehör auf der linken Seite war stabil.
So entschied ich mich, zu warten. Ein Fehler? Vermutlich. Im

Nachhinein … ach so, habe ich schon gesagt. Und so hatten die Tumoren Zeit, weiter zu wachsen und den Druck noch zu vergrößern und irreversiblen Schaden anzurichten. Das weiß ich jetzt. Oftmals lese ich in Interviews die Frage: „Wenn Sie die Uhr zurückdrehen könnten und etwas anders entscheiden könnten, was wäre es?" Hier könnte ich natürlich jetzt antworten: „Ich hätte die OP gleich machen sollen." Das sage ich aber nicht, denn ich versuche, das Leben zu leben, ohne zu bereuen. Damals hatte ich einen Grund, mich so zu entscheiden, auch wenn es mir jetzt schwerfällt, das nachzuvollziehen. Ich steh dazu und zu meinen (Fehl-)Entscheidungen. Jede Entscheidung eines jeden Menschen ist richtig für ihn in diesem Augenblick, oder? So war das damals halt. Mich interessiert, was ist jetzt, was kann ich damit machen?"

Mit der OP erst mal vom Tisch ging ich also nach Southampton, um dort Spanisch zu lernen. Mit der Unterstützung dort war das durchaus im Rahmen meiner Möglichkeiten. Ich dachte mir: „Warum soll dich die Ertaubung daran hindern?" Also machte ich einfach weiter mit meinen Plänen wenn auch etwas anders, als ich mir vorgestellt hatte. Zum Glück ist die Unterstützung in England richtig gut, vor allem mit der Hilfe meiner Mitschreibkräfte. Sie saßen neben mir und schrieben eifrig auf ihren Blöcken mit oder tippten am Notebook, sodass, auch wenn viel fehlte, ich den anderen Studenten fast auf Augenhöhe begegnete. Ich tauchte ein in eine andere Welt, das Studentendasein war genial. Ganze drei Monate hielt das an, dann landete ich auf dem Boden der Tatsachen. Das Gehör war zwar stabil, aber mein Gleichgewicht wurde schleichend schlechter. Weihnachten kam ich nach Hause und auch zum erneuten Gespräch mit meiner Chirurgin. Die Angst vor der Zukunft klopfte wieder an, die große OP hatte sich wieder auf den Tisch gemogelt. Kann ich das nicht einfach wegfegen? Immer wieder und wieder fand ich mich am Abwägen, ich hatte schon bemerkt, dass es um viel ging. Nachdem ich mich nach viel Hin und Her schließlich für eine OP entschied, peilten wir eine OP im Januar an, mit der Aussicht auf Besserung des Gleichgewichts und mit einem Implantat, welches mir ermöglichen sollte, ein bisschen zu hören, denn bei der OP würde sich wohl mein Hörrest verabschieden. Diesmal hatte ich also ein wenig Zeit, mich vorzubereiten auf den erneuten „Abschied", und ich stellte fest, dass dies auch nicht besser ist. Ich begann ins Tal zu schliddern, nichts interessierte mich mehr, alles erinnerte mich an die bevorstehende OP. Dabei würde laut Chirurgin wohl der Gesichtsnerv draufgehen. Damit wäre mir ein Lächeln nicht mehr möglich. Rückblickend auf jene Zeit war mir sowieso nicht danach, zu lächeln, und ich begann die OP herbeizusehnen, sie hinter mich zu bringen, ich hatte es damals so zusammengefasst:

„Noch erlauben mir meine Gesichtsnerven zu lächeln, aber mein Herz nicht, denn diesmal scheint für mich eine Welt unterzugehen, und ich bin live dabei. Und dennoch, mein unermüdlicher Kampfgeist in Sachen NF2 sagt mir „du darfst nicht aufgeben", ich bring es sowieso nicht übers Herz. Wenn, dann besiegt NF2 mich, aber von selbst mache ich nichts. Auch wenn ich es mit Sterbensangst zu tun habe, jetzt, wo ich so langsam den Ernst der Lage begriffen habe, und wo mich Sterbensfälle unter NF2lern treffen wie ein Schlag. Und dennoch lege ich einen Zwangsoptimismus an den Tag und sage den Leuten, ich sähe sie bald in England wieder. Meine Geschichte ist viel zu lang, um mit der Wahrheit herauszurücken, nämlich, dass

ich fast schon nicht mehr daran glaube, mein Studium in England fortsetzen zu können. Es kostet sowieso enorm viel Kraft, den gleichen Mist immer wieder zu erzählen und dann zuzuschauen, wie sich die Leute distanzieren, um ihr schönes Leben weiterzuführen. Aber ist schon OK, ich wäre wohl genauso. Momentan sind meine Gedanken bei der OP und ich denke gar nicht weiter, so unglaublich scheint es mir, dass ich danach noch viel unternehmen kann. Ich bereite mich geistig auf den Abschied von der Welt vor, wie ich sie kenne, oder gekannt habe, und führe dann nur noch ein Internet-Dasein. Immerhin gibt es das, wie haben das die NF2ler früher gemacht? Es geht eben doch immer schlimmer, und das ist der einzige Grashalm, an dem ich mich festhalten kann. Im Internet kann ich wenigstens ein bisschen meinen Geist ausleben, der in meinem kranken Körper gefangen ist.

Dennoch finde ich, ich habe alles richtig gemacht. Ich habe mich im NF2-Forum zurückgehalten und bis jetzt so normal gelebt wie möglich. Den vielen verschiedenen Sachen, über die andere NF2ler klagen, bin ich stets mit dem Motto begegnet: „Was ich nicht weiß, macht mich nicht heiß."

Fakt ist, ich mache andere Menschen glücklich, die kleine oder für mich lächerliche Wehwehchen haben. Darüber freue ich mich zum einen, zum anderen werde ich mir jedes Mal bewusst, was für mich dabei herausspringt, nämlich NICHTS (das würde ich heute nicht mehr so sagen!). Ich bleibe in meiner Falle sitzen. Aufmunternde Worte sind zwar lieb gemeint, aber sie verfehlen die Realität eben bei Weitem. „Wird schon gut gehen". Aber OK, was soll man auch sagen? Am besten nichts, lasst mich einfach alleine leiden, irgendwann ist die Leidenszeit vorbei."

Diese Talfahrt der Stimmung war schlimm. Ich hatte das Glück, in dieser Zeit den Beistand meiner Familie zu haben, mit meiner Schwester und ihrem Baby, und meinem Vater, der mein Leiden miterlebte, und auch wenn ich letzten Endes alleine in den OP musste, mir beipflichtete: „Gemeinsam sind wir stark!" In einem meiner letzten Blogeinträge ließ ich vor der OP nach einem Gespräch mit meinem Bruder noch einmal mein wahres Gemüt aufblitzen, welcher mich in meinen tiefsten Momenten immer wieder in die richtige Richtung lenkt und für mich da ist:

„Auch wenn sich gesundheitlich so manches verändert, so bleibe ich doch derselbe Mensch. Ich finde, ich bin ein guter Mensch und das kann mir NF2 niemals wegnehmen."

Und das war es, was mich in meiner langen bevorstehenden Reise trug. Meinen Glauben an mich selbst hatte ich also eingepackt, gerade noch rechtzeitig. Auch die Video-Dokumentation meines noch funktionierenden Gesichts ließ ich über mich ergehen, während ich eigentlich im Boden versinken wollte. Und dann ging's endlich los, ich war bereit. Doch es kam alles anders, danach begann die tatsächliche Talfahrt.

Die Hölle

Vor der OP bestanden meine Probleme eigentlich nur aus zweien: Ich war stark schwerhörig und hatte beim Gehen zunehmend große Gleichgewichtsprobleme. Außerdem verschiedene Kleinigkeiten, die mich nicht groß einschränkten, dass beispielsweise die Stimme nun leiser war oder dass ich langsamer aß wegen leichter Schluckprobleme. Das war unter Gehörlosen sowieso kein Problem, war es doch normal, dass das Essen kalt wurde. Wer kann schon gleichzeitig sehen, was er mit Gabel und Messer anstellt und den anderen anschauen und somit zuhören. Und dann auch noch selber gebärden. Vor allem, wenn die anderen darauf beharrten, dass das gestern ein glasklarer Elfmeter für den FC-Bayern war. Unmöglich! Hinzu kommen dann die am Höhepunkt der Diskussion umgeschmissenen Gläser, welche ich später lernte, gleich zu Beginn aus meinem Gebärdenradius von ca. einem Meter wegzustellen. Blumenvasen und Kerzen sowieso, behindern sie doch nur beim Gespräch. Ästhetik, und Romantik am Esstisch haben gegen Praktikabilität keine Chance mehr. Auch, wenn es echte, handgepflückte Blumen sind. Die werden eiskalt weggestellt. Die idealen Rahmenbedingungen müssen geschaffen werden. Die Kneipe hat wenig Licht? Dann suchen wir eben eine andere …

Meine Erwartungen an die OP waren jene: Ich wusste, dass der Hörnerv vermutlich durchtrennt wird und somit Hören auf natürlichem Wege nicht mehr möglich ist. Abhilfe sollte ein sogenanntes ABI (Auditory Brainstem Implant, auf

Deutsch „Hirnstammimplantat") schaffen, das man auf den Hirnstamm setzt, um damit zumindest wieder Geräusche zu hören. Besser als nichts, wie ich immer noch denke. Doch kurz vor der OP erfuhr ich: „Das steht ganz unten auf der Liste", was auch immer das heißen sollte. Na ja, egal, ich machte mir trotzdem keine Sorgen. Fast zwei Monate nach der OP, nachdem ich wieder mein Bewusstsein erlangt hatte, richtete ich aus dem Bett die Frage an meine Eltern: „Hab ich ein ABI drin?" Sie schüttelten nur den Kopf. Ich war traurig und auch sauer, sagte mir aber, dann kommt es halt später rein. Mein altes Hörgerät setzte ich noch einmal auf, aber auch, als ich die Batterien als letzte Hoffnung wechselte: Da war nichts mehr.

Das war aber in dem Moment auch nur eine Nebensorge, so groß waren die anderen Probleme nach der OP. Immerhin, auch, wenn es dank „beleidigtem Nerv" zunächst ordentlich schief war, hatte man scheinbar meine Gesichtsfunktion zu großem Teil erhalten können. Das war toll, aber wurde zu einem schwachen Trost. „Was nützt mir ein gutes Gesicht, wenn alles andere im Arsch ist?", sagte ich damals, nicht ohne Wut im Bauch. Heute bin ich sehr dankbar für ein fast gerades Gesicht. Viel schlimmer war es zum Beispiel, überhaupt nicht mehr zu laufen. Das war eine große Umstellung, dabei hatte ich vorher gedacht, das Gleichgewicht würde besser. Stattdessen fand ich mich im Rollstuhl vor und auch meine Würde sank, so kam es mir vor. Ich konnte mich zunächst nicht einmal im Bett umdrehen. Monate später, als ich dann endlich nach täglicher Therapie wenigstens raus durfte, schoben mich Familie und Freunde auf der Reha zu dem Gebäude mit dem Aquarium, draußen in der Welt, die so weit weg erschien. Ungreifbar.

Mit einer optimistischen Blauäugigkeit, so scheint es mir heute, bin ich vor der OP in das Krankenhaus hineinspaziert. „Das wird nicht viel anders als bei meiner ersten OP 2003", dachte ich mir. Inzwischen bin ich viel vorsichtiger und realistischer. Dennoch, dieser Optimismus gehört halt zu mir. Es ist ein Balanceakt, immer wieder nicht zu viel zu wollen oder zu erwarten, aber gleichzeitig weiß ich auch: Wenn ich nicht mehr wollen würde, dann ändert sich auch nichts. Inzwischen lautet meine Devise vor jedem Eingriff: „Das Schlimmste erwarten. Das Beste hoffen!" Nicht leicht, wenn nichts wirklich vorhersagbar ist. Außerdem ziemlich ironisch, von einem Balanceakt zu sprechen, wenn das Gleichgewicht fehlt, oder? Na ja, so ist das halt.

Zurück zur OP: Mit der zweiten OP wurde die erste, welche für mich damals ziemlich groß erschien mit der Erholungszeit von circa einem Jahr, zu einer vergleichsweisen Kleinigkeit. Es fing schon auf der Intensivstation an, 2003 wachte ich damals ein paar Tage nach der OP auf und verändert hatte sich „nur" mein Gehör. Andere Dinge, wie zum Beispiel Schluckschwierigkeiten, erholten sich „schnell" – nach einem Monat konnte ich aus dem Krankenhaus raus und die Erholung zu Hause fortsetzen. Diesmal, erfuhr ich später, verbrachte ich sechs Wochen auf Intensiv mit Luftröhrenschnitt zur Beatmung, ohne Gehör und im Schlaf (zusätzlich eine Woche künstliches Koma) und wieder mit diesen Horror-Albträumen, aber noch gesteigert und natürlich viel mehr davon. Von dem, was wirklich geschah, bekam ich erst mal nur Fetzen mit, wenn ich überhaupt mal bei Bewusstsein war. Ich war mir bombensicher, dass ich tot war, hab meine eigene Beerdigung miterlebt, zu der ich mit einer Kutsche durch Würzburg gefahren wurde, irgendwie ohne Körper, denn den spürte ich nicht. Tatsächlich war wieder Realität mit Traum vermischt und die Träume, sie waren unvorstellbar schlimm. Langsam nahm ich immer mehr wahr, einmal war jemand mit grünem Pulli da, das war meine Schwester gewesen, wie ich später herausfand. Jeden Tag hatte ich Besuch, ich konnte es später kaum glauben. Null Erinnerung habe ich daran. Wo war ich?

Meine Familie fing an, aufzuschreiben, was ich so sagte. Inzwischen ist vieles aus dem Gedächtnis verdrängt, und an noch mehr habe ich überhaupt keine Erinnerung. Verblüfft bin ich, wie scheinbar trivial manche Äußerungen waren, wo es mir doch so vorkam, als wäre mein Bewusstsein an einem ganz anderen Ort gewesen. Ich erinnere mich an den Satz „Ich geh durch die Hölle und zurück!" Außer meinen Kopf zu spüren, war ich Wochen später immer noch überzeugt davon, dass der Rest meines Körpers „tot" war. Mein Bruder schrieb folgende Äußerung auf: „Ich muss sterben. Ihr wisst es zwar nicht, aber ich. Ich will sterben, kann aber nicht. Ich brauch ein Messer, damit ich mir ins Herz stechen kann." Am gleichen Tag noch, nachdem mein Bruder mein Bein anhob und mir bewies, dass noch alles dran ist, fragte ich, wie denn der VfB Stuttgart, gespielt hat. „Heute nur Bayern", sagte er und prompt regte sich mein Mittelfinger … Auf meine Frage, ob ein Pfleger Bayernfan sei, dieser aber Radsportfan war, erwiderte ich: „Tour de Doping." Ich war also doch da!? „Jetzt habe ich eine neue Chance" und „Ich bin ein Kämpfer" kamen mir auch über die Lippen. Na also! Kehrtwende auf den richtigen Weg und das innerhalb eines Tages. Wieder einmal hatte mich mein Bruder Pascal gerettet.

All das ist abgehakt. Vorbei. Ich weiß immer noch nicht, wo ich war, was ich dort sollte. Ist mir auch egal, ich bin jetzt hier. Das ist alles, was zählt. Was ich mitgenommen habe, ist heute sehr viel wert: Von so tief unten kommend, weiß ich das Leben nun sehr zu schätzen und bin stets dankbar dafür, dass ich leben darf, und genau dieses Erlebnis ist die Kraft meiner Weggefährten und auch meine. Dadurch und nur so weiß ich heute, wo ich mir Vieles zurück erkämpft habe: Es könnte schlimmer sein.

Das Hotel

Auf Halbintensiv kam ich dann zu mir, verstand viel mehr, aber immer noch sehr wenig. Immerhin erkannte ich meine Familie. Ich war nach Bad Neustadt in die neurologische Klinik gebracht worden. „Wie ein Hotel", bekundete John. Viel anders hätten damals unsere verschiedenen Wahrnehmungen nicht sein können. Er meinte es nur gut – tatsächlich war die Klinik sehr ansehnlich.

Dort, zwischen Rentnern, die oft einen Schlaganfall erlitten hatten, verging die Zeit quälend langsam. Ich weiß noch, als ich das erste Mal aus dem Zimmer geschoben wurde, an einen Tisch mit lauter Menschen, bei denen die meisten nichts tuend vor sich hin schwiegen. Ich stellte mich vor und sagte, ich könne nicht hören, deshalb solle man bitte schreiben. Ich legte Stift und Zettel auf den Tisch, mein Nachbar griff gleich danach und fing an, auf dem Papier was zu schreiben. Nachdem er nach zwei Minuten immer noch schrieb, fing ich mich an zu fragen, warum das so lange dauerte, lugte aufs Papier und sah lauter Kritzeleien. Die Schwester zeigte mir im Vorbeigehen „der ist balla-balla". So verhielt es sich mit den meisten. Schade. Den Stift konnte er behalten. In Zukunft nahm ich nichts mehr zu schreiben mit.

Wenigstens nicht mehr das immer gleiche Bild an der Wand. Zurück im Zimmer sehnte ich mich danach, dass eine Schwester ins Zimmer kam, um irgendwas zu machen. Kommunikation war natürlich so gut wie unmöglich, weil sie keine Zeit hatten zu schreiben, und ich keine Ohren. Aber egal, einfach irgendwas!

Immerhin interessanter als das Daliegen und blanke Nichts-tun: Kommunikation auf Intensivstation noch durch Daumen hoch oder Daumen runter bzw. Zeigen von mir oder Deu-ten auf ein von meinem Vater laminiertes Blatt mit ein paar Punkten, z. B. „ich muss auf Toilette", „bitte umdrehen", usw. – wurde inzwischen wenigstens manchmal aufgeschrieben. Eine Schwester lernte sogar das Fingeralphabet ein bisschen, welches mein Vater im Großformat über das Bett gehängt hatte. Es gibt also auch hier Ausnahmen, und Schwester Vera werde ich so schnell nicht vergessen. Kaum jemand sonst sollte es benutzen. Ich schaute stattdessen Biathlon (einer der langweiligsten Sportarten überhaupt, wenn es nach mir geht), nachdem mir mein Vater einen Monitor ins Zimmer stellte, das Einzige, was ohne Untertitel anschaubar war. Oder Ski-springen.

Zum Glück bekam ich einen „Stundenplan", auf dem die verschiedenen Therapien für die Woche standen. Außerdem hatte mir meine Mutter wenigstens für jeden Tag Besuch or-ganisiert und irgendwann durften wir auch mal runter. Vor die Tür wurde ich geschoben. Dann zum nächsten Gebäude. Mit jedem Stück weiter etwas Neues. Das Gebäude mit Aquarium stellte sich schnell als mein Lieblingsort heraus. Fast täglich ging es dort hin. Brigitte zeigte mir eines Tages bei einem Besuch die verschiedenen Blumen, die überall zu sprießen be-gannen. Irgendwann ging es sogar mal weiter als die üblichen Strecken und ich durfte mit, als gleich drei da waren, die beim Italiener was aßen. Und ganz am Ende sogar mal der erste Aus-flug mit meinem Vater nach Neustadt an der Saale, raus in die Welt und ein bisschen Eis essen, so wie die anderen. Mann, war das ein Erlebnis. Einfach da sein.

Eine Stimme hatte ich die ganze Zeit über keine. Die Kanüle im Hals erlaubte nicht, dass Luft in die oberen Atemwege gelangte und somit war keine Stimmbildung möglich. Sie verhinderte jedoch, dass mir meine Spucke und Nahrung in die Lunge liefen, trotzdem hatte ich vor allem auf Intensivstation noch circa acht Lungenentzündungen, die mich immer wieder zurückwarfen, nachdem mal wieder was die verkehrte Röhre hinuntergegangen war. Das ist der nächste Punkt: Nahrung. Die braucht ein Mensch zum Überleben und ich wurde über einen Schlauch in den Magen ernährt, weil das Schlucken ja nicht mehr ging und ich keine Kraft hatte. Versuche mit der Ergotherapeutin, Nahrung natürlich aufzunehmen, scheiterten immer wieder, stellten aber wenigstens ein fernes Ziel dar: „Nächste Woche probieren wir mal einen Löffel Götterspeise." Ich freute mich ein bisschen. Gerüche Fehlanzeige. Nichts! Eines Tages, als die Kanüle länger entblockt wurde, nahm ich den typischen Chlorgeruch aus dem Schwimmbereich wahr. Was für ein Duft!

Nicht essen zu können, stellte mit der Zeit den wohl größten Einschnitt an Lebensqualität dar: Welchen Luxus, welche Lebensqualität der simple Akt, zu essen, mit sich bringt, wurde mir deutlich, und es nicht mehr zu können, war rückblickend mit das Schlimmste. Stattdessen kalorienreiche Nahrung aus dem Beutel in den Magen. Hunger hatte ich nie. Ich sah zu, wie mein Besuch in die mitgebrachten Brötchen biss, glaube, sie fragten mich, ob es OK wäre, wenn sie was essen. War es. Wenn sie Hunger hatten ...

Das einstige Motto „was ich nicht weiß, macht mich nicht heiß" stellte sich erst mal als Eigentor heraus. Mahnend warne ich jeden NF2-Frischling, nicht denselben Fehler zu begehen und sich stattdessen zu informieren, bevor es zu spät ist. Hätte ich NF2 nicht ignoriert und mir stattdessen die Gefahren bewusst gemacht, dann hätte ich gewusst, dass OPs am Hirnstamm sehr kritisch sein können und es mir sorgfältiger überlegt, ob ich die OP eingehen möchte. Aber Selbstvorwürfe bringen auch nichts, es gehört, denke ich, bei einigen mit NF2 zum Lernprozess dazu. Hätte es meine Entscheidung geändert? Wie wären meine Erwartungen gewesen? Was wäre, hätte ich gewusst, was mich erwartet? Hätte mir das überhaupt jemand vorher sagen können? Hätte das geholfen? Und was wäre ohne die OP? Wären die Dinge besser? Oder schlechter? Würde ich dann heute überhaupt noch leben?

Hätte, wäre, wenn, sollte, könnte sind inzwischen im Allgemeinen meine Feinde. Aus dem Konjunktiv-Dschungel scheint es kein Entkommen zu geben, also versuche ich gar nicht erst, darin herumzuirren und mich zu verlaufen. Außer eben vor einer wichtigen OP oder Entscheidung, welche vielleicht radikale Änderungen mit sich zieht. Da geht das halt nicht anders. Bringen tut's auch nix.

Das Tief

Es ist kein Geheimnis, dass es mit NF2 bei vielen auch mal Phasen gibt, in denen man am liebsten aus dem Fenster springen möchte. „Wäre ich nicht endlich aus meinem Gefängnis befreit, wenn alles aus wäre?" Immer wieder mal kommt mir der Wunsch dazu in den Kopf, Suizidgedanken kennen, glaube ich, einige von uns. Dagegen kann ich nichts machen, der Gedanke ist einfach da. Gefährlich werden kann mir das jedoch nicht. Am Ende entscheide nämlich ich. Und so verbanne ich solche Gedanken sofort, wenn sie auftauchen. Depressive Phasen gehören dazu und stellen eine Auswirkung dar. Manche verfangen sich dort und bleiben depressiv. Ist ja kein Wunder, vor allem, wenn die NF2 so richtig fies ist. Trotzdem kenn ich noch keinen einzigen NF2ler, der so depressiv war, dass er sein Leben beendet hätte. Im Gegenteil, je stärker betroffen, desto stärker scheinen unsere Kämpfer zu sein. „Nicht aufgeben, immer weiterkämpfen" haben sich viele einverleibt. Und jeder kämpft dabei auf seine Art. Alle im gleichen Boot, irgendwann kommt schon Land in Sicht. Andere schauen nicht voraus und auch nicht zurück und sie fühlen sich pudelwohl. Ich kann das noch nicht. Bis einer schreit „Land in Sicht!", nehmen viele das Gewitter hin mit der scheinbar einzigen Möglichkeit: „Das Leben ist nicht dazu da, zu warten, bis das Unwetter verzogen ist, sondern, um zu lernen, im Regen zu tanzen." Also tanzen wir zusammen, das ist richtig toll und macht vieles so viel einfacher. Was wäre ich heute ohne diese Selbsthilfegruppe, die Klaus und Helene Weber ins Leben gerufen haben? Ich kann es mir nicht vorstellen und meine Dankbarkeit ist unendlich.

Als ich also von der zweiten OP aufwachte, hatte sich vor allem mein Körper verändert, alles schien kaputt. Aber auch in mir war da was, was nicht zu mir passte und wurde in den Monaten auf Reha nicht besser, im Gegenteil. Als bei mir dann nach Monaten endlich eine sogenannte reaktive Depression diagnostiziert wurde, war ich erst mal erleichtert, dieses Gefühl zu definieren. Besser ging es mir dadurch nicht, die Talfahrt zu meinem tiefsten Punkt komplettierte sich. Es kostete mich Überwindungskraft, aufzuschreiben, wie sich das anfühlte. Hätte mir damals jemand gesagt, „das landet mal in einem Buch", ich hätte ihm den Vogel gezeigt und vielleicht ein bisschen erwürgt ...

„Ich habe keine Lust etwas zu machen, keine Lebenslust. Ich möchte nichts außer schlafen, jeden Tag stehe ich (leider) auf und schaue oft auf die Uhr, damit der Tag endlich vorbei ist. Ich will aber alles schnell zu Ende bringen. Ich bin grundlos unfreundlich zu anderen und mir macht nichts Spaß. Andere empfinde ich als nervig, selbst Nachbarn und Freunde. Ich hasse Physiotherapie und denke, dass sie nichts bringt. Überhaupt denke ich, nichts bringt was. Ich kann mich nicht freuen über etwas. Ich kann nichts Neues lernen und denke, dass ich wenige Sachen weiß. Ich denke nur an Negatives, was mir andere gesagt haben. Z. B. sagte meine Chirurgin wortwörtlich ‚rechts müssen wir auch bald machen'. So was schwirrt mir dauernd im Kopf rum, ich erinnere mich genau an negative Sachen. Ich habe kein Gedächtnis, sondern vergesse alles, kann nicht zurückdenken (aber schon immer). Ich kann nicht lügen und denke nur an mich selbst. Ich beantworte zwar Mails usw. Aber nur kurz und nur über das Wichtige. Die Depression ist das Schlimmste von allem, mir ist es egal, dass ich nicht essen kann (na ja, würde schon gern essen können). Aber die Depression ist schlimmer, als ganz taub zu sein."

Die Reha, circa eine Stunde von Zuhause entfernt, war insgesamt eine grausame Zeit. Nicht wegen Langeweile. Eigentlich hätte sie das deswegen sein müssen. Den Tiefpunkt meiner Talfahrt stellte meine Depression dar. Diese nagte sich förmlich in mich hinein nach allen Rückschlägen und zerrte mich immer weiter runter, sodass ich fast kein Licht mehr sah und es beinahe selbst ausschaltete. Aber nur fast. Kläglich versuchte ich den Rasierer unter Wasser zu halten, aber ich brachte es nicht fertig und rief die Schwester. Für meine Eltern war es das Signal, mich hier rauszuholen, nach Hause.

Julia, mittlerweile verstorben, schrieb mir stets aufmunternde Worte und sie war so ziemlich die Einzige, die mir was sagen konnte, hatte sie schließlich selber NF2 und wurde ebenfalls in jungen Jahren eiskalt von der Krankheit erwischt: „Jeder bekommt nur so viel aufgebürdet, wie er tragen kann", schrieb sie einmal.

Heute finde ich es besonders wichtig, zu versuchen, stets die psychische Ausgeglichenheit aufrechtzuerhalten, mich immer wieder zu motivieren, den inneren Schweinehund zu überwinden und den letzten Schritt auch zu gehen. Situationen, die mich unglücklich werden lassen, versuche ich zu meiden. So gebe ich einem guten alten Freund auch mal eine Absage für eine Feier unter vielen Hörenden, wo ich schon vorher weiß, ich würde den anderen sowieso nur beim fröhlichen Geschnatter zuschauen. Ich möchte trotzdem eingeladen werden. Hauptgründe vorher: 1. Es gibt auf Feiern oft gutes Essen. 2. Auch wenn ich so gar keine Lust drauf habe, ist es auch eine Chance, was Neues, Unerwartetes zu erleben. Manchmal sage ich also „Nein, danke". Manchmal finde ich es aber auch wichtig, mich bewusst auf solche Situationen einzulassen. Sie helfen mir dabei, meine Grenzen zu (re)definieren, und geben mir auch mal den Arschtritt, den ich brauche. Indem ich aktiv versuche, mental gesund zu bleiben, vermeide ich den Abrutsch in eine depressive Phase oder gar Depression. Denn, wenn ich abrutsche, rutscht der Körper mit, und aus dieser Abwärtsspirale eine zu machen, die in die andere Richtung geht, ist alles andere als leicht. Aber durchaus möglich. Nur einfacher, wenn noch am Anfang. Seit letztem Jahr habe ich einen „Glücks-Topf", eine Sammlung von Post-its. Wenn ich mich gerade wegen irgendeiner Situation besonders gut fühle, dann schreibe ich es auf und werfe den Zettel hinein. Wenn es mir mal nicht so gut geht, nehme ich die Zettel raus. Danke für die Idee – irgendwer aus dem Internet!

In der Reha-Klinik, mit der Aussicht aufs „Heimgehen", begann der Aufstieg wieder, und ich markierte die Tage meines Check-outs aus dem Hotel im Kalender schon Wochen vorher. Nicht mehr lange …

Jahre später lernte ich, dass Körper und Seele miteinander verwoben sind, geht es dem einen schlecht, wird das andere in Mitleidenschaft gezogen. In der Zeit, in der es mir körperlich mies ging, war die letzte Idee, die mir kam (wenn überhaupt mal eine kam), ein Gedicht zu schreiben. Als es mir nach zwei Jahren hartem Kampf besser ging und ich erfuhr, dass es für eine Freundin aus dem gleichen Boot körperlich bergab ging, versuchte ich, ihr Mut zu machen.

Körper und Geist

Ich schreibe dir nicht, weil ich sollte,
sondern weil ich will.
Obwohl ich's schon länger wollte,
war ich doch etwas still.

Eine Strophe reicht für mich,
denn mir geht's viel zu gut.
Die nächsten Zeilen sind für dich.
Ich hoff, sie machen Mut.

Mir ist wenig klar,
wie's dir grad so geht.
Nur weiß ich, dass im letzten Jahr
sich vieles hat gedreht.

Physisch ging's für dich hinunter.
Mental bist du jedoch stark.
Man kennt dich nur so fit und munter,
was man an dir besonders mag.

Und das kann dir niemand nehmen,
Denn das ist dein Naturell.
Vielleicht gerade schwierig wahrzunehmen,
doch du bist ganz speziell!

Und wie du sicher weißt,
ist unser Körper eine Kraft.
Doch dazu gehört der Geist.
Zusammen sind sie fabelhaft.

Und geht's dem Körper nicht so gut,
geht es immer mehr bergab.
Fehlt auch dem Geiste etwas Mut
und die Kraft wird knapp.

In Zeiten, wo der Körper leidet
und auch am Geiste zehrt,
lässt sich nicht vermeiden,
dass er sich wenig wehrt.

Doch betrachtest du die Zeit,
in der du den Geist hast wachsen lassen.
Wär es noch viel zu weit
für ihn, um dich zu verlassen.

Die Flamme, welche in dir glimmt,
heißt Hoffnung und Geduld.
Und zusammen ganz bestimmt
entfliehn sie dem Tumult.

Ich sende dir fürs neue Jahr
Zuversicht und Kraft.
Bald bist du wieder da,
bald hast du es geschafft!

Heim!

An einem der letzten Tage Reha stellten mir meine Eltern Nadine vor, welche mit mir Zuhause Ergotherapie weitermachen sollte. Ich war mir meines Glücks damals noch nicht bewusst und fragte forsch, als sie hereinkam ins Stationszimmer: „Wer ist denn das jetzt und was will die?"

Nachdem ich dann endlich nach Hause konnte, standen meine Eltern vor einer großen Herausforderung. Vorbereitungen wurden getroffen, von denen ich keine Vorstellung hatte. Interessierte mich sowieso nicht. Es gab nur eins: „heim!" Unser Haus war alles andere als barrierefrei, es begann schon bei der steilen Einfahrt oder den Stufen am Eingang. Ich sollte oben mein Zimmer haben, unten gab es schlicht keine Möglichkeit. Diverse Hilfsmittel schafften Abhilfe: Absauggerät für die Kanüle, wenn mal wieder was in die Lunge ging. Sauerstoffflasche, wenn mir dann die Luft knapp wurde. Pakete voller künstlicher Nahrung, die mir in den Bauch gepumpt wurden – lange probierten wir Verschiedene, bis wir eine Marke gefunden hatten, bei der mir nicht übel wurde. Mein Vater übernahm es, mich zu duschen. Wie ein Baby kam ich mir vor und beschwerte mich stets.

Sehr liebevoll wurde an alles gedacht: ein Babyfon für den Kontakt, wenn ich von oben etwas brauchte, sogar eine Kamera zur Überwachung, mit der ich mich partout nicht anfreunden wollte. Immerhin hatte ich ja eine Rassel neben dem Bett und eine noch lautere Klapperhand, eigentlich für Fußballfans. Farben: Italien! Nach ein paar Monaten, die meine Eltern ziemlich auslasteten, stellten wir einen Pflegedienst an. So kamen wir in den Kontakt mit Kay, welcher sich unglaublich liebevoll um mich kümmerte, per Fingeralphabet und Gebärden richtig schnell kommunizierte und meine oftmals miese Laune bravourös aushielt. Verschiedene Helferlein begleiteten mich im Alltag zu Krankengymnastik und Psychologen, oder wir unternahmen hier und da sogar kleine Ausflüge. Sie halfen einfach im Alltag und übernahmen medizinische Sachen, wie zum Beispiel Kanülenwechsel oder auch Dinge, wie beim Toilettengang mir die Hose runterzuziehen. Ich brauchte ja beide Hände um mich festzuhalten. Eigentlich waren es ja fremde Menschen. Mal etwas grober, mal nicht, stets pflichtbewusst. Auf der Reha noch ging ich manchmal am Rollator. Zuhause hatte ich damals die falsche Einstellung, so konnte sich auch nichts verbessern und ich ergab mich meinem Schicksal und benutzte nur noch den Rolli. Warum sollte ich mich quälen zu laufen, wenn es doch bequem ging im Sitzen? Ich ging nur noch zur Krankengymnastik, weil ich glaubte, zu müssen, bis ich sie auf meinen Wunsch beendete. Ich hatte den Glauben verloren. Ich schrieb: *„Das soll nicht heißen, dass sich gar nichts tut, sondern es zieht sich nur unendlich lange. Und wenn man sich jeden Tag sieht, dann sieht es so aus, als tue sich nichts, und wenn man dann auch noch im Hinterkopf hat, dass es auch bergab gehen kann ... kein schönes Gefühl. Immerhin ist es jetzt stabil."* Ich hatte resigniert. Damit es jedoch nicht schlechter wurde, fuhr ich Zuhause Motomed, einen Heimtrainer für Rollstuhlfahrer, um meine Beine in Bewegung zu halten. Trotzdem nervte mich auch diese Routine. Ich wollte nicht mein Leben lang üben, wo sich doch nichts tut, sondern es genießen. Mein Psychologe sprach davon, den Rollstuhl anzunehmen. Mich kotzte er einfach an, das Ding gehörte einfach nicht zu mir.

Sowieso bestimmte die Person, die mich schob, wo es langging. Ändern konnte ich daran jedoch nichts, so glaubte ich. Damals, als ich noch nicht so weit war, schrieb ich: *„Also klar, ich bin sehr traurig über meine Verluste, allem voran das Laufen und das Essen. Ich kenne das Leben, wie es sein sollte, das macht es so schwer. In manchen Momenten schaue ich „Normalos" an und platze vor Neid: ,Mensch, wieso hab ich nicht so ein Leben wie der?' Aber: Es muss weitergehen. Irgendwie hängt man doch am Leben. Richtig wütend werde ich, wenn ich sehe, wie die Menschen es wegwerfen, ohne vernünftigen Grund, oder wenn Menschen ihre Gesundheit riskieren. Ich kann es nur tausendmal predigen: Auf Gesundheit baut das Leben auf, es ist das Ein und Alles. Glaubt mir und lernt sie zu schätzen!"*

Ich denke inzwischen, jeder hat so seine eigenen Probleme und Prioritäten, und ich kann es verstehen, wenn einer anderen Person etwas anderes wichtiger ist. Jemand, der sich – warum auch immer – nicht gut fühlt, hat in meinen Augen ein echtes Problem, das ist genauso schlimm oder womöglich schlimmer. Wie, verglichen mit dem, was ich ertragen muss – ist das nicht schlimm? Wer entscheidet eigentlich darüber, was ich als schlimm empfinde? Der Dalai Lama sagte schon: „Schmerzen sind unvermeidbar, aber zu leiden, ist eine Entscheidung!" Und da leidet jemand! Dem geht es ja wohl schlimmer als mir. Bloß kein Mitleid, wo keins sein muss.

Viele haben für mich keine Ahnung, was ihr Leben wert ist. Ich schon. Stattdessen wird dann geklagt auf für mich hohem Niveau. Aber das ist völlig OK. Ich finde, jeder hat ein Recht auf Probleme in völlig individuellem Maß, auf die Perspektive kommt es an. Einen großen Vorteil, den ich erleben durfte und immer wieder darf, ist zu erleben, wie sich in meinem Beisein

Menschen eines Besseren bewusst werden. Die Last, die sich andere aufgebürdet haben, wird für sie manchmal sichtbar leichter. Es ist eine große Freude für mich, wenn ich durch meine alleinige Existenz das Leid von jemand anderem lindern kann. Wer anderen hilft, hilft vor allem sich selbst. Und ich muss dabei nicht mal was machen.

Dadurch, dass ich einen Teil von ihr verloren habe, ist für mich natürlich die Gesundheit umso wertvoller. „Wie kann man nur so leben und trotzdem fröhlich sein?", glaube ich oft durch den Kopf des anderen schießen zu sehen bei der Begegnung mit mir, manche sagen es sogar. „Das könntest du auch!"', sag ich dann und meine es auch vollen Ernstes, aber es kommt meistens nicht an. Aus der Perspektive von beispielsweise einem Gesunden ist es oft unbegreiflich. Ist ja klar. Ich hätte, bevor ich in der Situation war, wahrscheinlich auch gedacht: „Schaff ich niemals!" Für mich ist mein Leben heute völlig normal und ich wünsche mir stets, andere könnten das sehen. Aber sie sehen oft nur Leid, wo keines ist. Mit diesem Stigma an der Backe lebe ich. Und das Leben ist toll, wenn ich nicht gerade von anderen behindert werde.

Comeback

Trotz allem – gemeinsam steckten wir uns ein Ziel: Mehr Selbstständigkeit. In Mini-Schritten gingen wir darauf zu: Die Kanüle wurde immer öfter entblockt, sodass ich mehr reden konnte, der Übelkeit auf den Grund gegangen, manche meiner Pfleger, welche mich aushalten mussten, lernten ein bisschen Gebärden. Am Ende bot sogar meine ehemalige Audiotherapeutin, welche mich im ersten Jahr nach der Ertaubung durch die schwierigste Phase der zwangsläufigen Identitätskrise begleitete, einen Gebärdenkurs an für Ergotherapeutin Nadine und Nicola, eine liebevolle Pflegerin aus der Umgebung. Der Rollstuhl wurde zum Elektro-Rollstuhl, sodass ich wieder selbst entscheiden konnte, wohin ich wollte. Das war eine Menge Selbstbestimmung. Vor Freude drehte ich mich beim Volksfest wortwörtlich im Kreis, es war ein großer Schritt in die richtige Richtung, jedenfalls ein metaphorischer. Alte Schulfreunde wie Sebbo aus der Grundschule kamen mich besuchen und wir zockten Poker. Damals nie in Kontakt, ist er inzwischen ein guter Freund. In dem Hinblick, dass sich meistens der Freundeskreis aus den Zeiten als Hörender bei NF2lern nicht selten eher auflöst, finde ich etwas ganz Besonderes, alte Kontakte wiederzugewinnen.

Irgendwann, nachdem ich versuchsweise eine Therapie mit einem vielversprechenden Medikament begann und wir dafür nach Hamburg mussten, startete ich so richtig durch. Ich stand eines Tages vom Rollstuhl einfach auf, begann wieder Krankengymnastik, aber pünktlich, denn ich wollte! Hinzu kam der Umzug in eine barrierefreie Wohnung in der Stadt.

Noch heute trauern meine Mutter und ich unserem Garten und Kamin im alten Haus nach. Aber das sind Peanuts zu dem, was dieser Umzug ermöglicht hat. Ich konnte nun sogar selbst mit meinem E-Rolli per Straßenbahn kleine Ausflüge in die Stadt machen. Mit der Zeit immer mehr und länger. Mein Bruder sagte immer wieder in den antriebslosen Zeiten, in denen ich mich noch hab schieben lassen: „Ich verstehe nicht, warum du nichts machst." Damit machte er mich sauer, ich verstand ihn nicht, hätte mir gewünscht, dass er auf meiner Seite ist und zu mir steht in meinen Entscheidungen. Aber nun verstand ich ihn umso mehr. Es hatte förmlich „klick" gemacht. Im Nachhinein sieht es so aus, als wären einfach viele günstige Bedingungen zusammengekommen, insbesondere die neue Antikörper-Therapie. Das hieß, per ICE ging's mit Nicola und Nadine, meinen zwei Lieblingen, gen Hamburg, mit einem Abstecher auf die Reeperbahn …

Trotzdem glaube ich auch, dass ich selbst viel Anteil daran habe, dass es von nun an bergauf ging. Heute, wo ich es nach viel Schlucktherapie dank des Juwels Nadine, die jede Woche zu mir nach Hause kam und mit mir fleißig übte, um die Magensonde und auch die Kanüle wieder loszuwerden, weiß ich jeden Bissen zu schätzen. Auch wenn immer noch Probleme bestehen mit dem Kauen und Schlucken, so haben wir gemeinsam unser Ziel erreicht. Nach circa eineinhalb Jahren und immer weniger Sondenkost wurde mir die Magensonde entfernt, da die Kaumuskeln nun wieder genug Kraft hatten. Wir kochten gemeinsam vermehrt Suppen in der neuen Wohnung. Am Ende schaffte ich es, genug zu essen, um mein Gewicht zu halten. Mit Stolz und Dankbarkeit schaue ich nun darauf zurück, manchmal koch ich sogar eine Suppe aus dem Kochbuch, welches ich mir eigens für die Therapie zulegte. Menschen wie Nadine sind es, welche die Welt braucht. Ohne ihren Antrieb, ihre Motivierung und einfach ihre einfühlsame Art, weiß ich nicht, ob ich es geschafft hätte. Später verriet sie mir, wenn sie Patienten hat, die so festhängen an ihrem Schicksal, erzählt sie von mir. Ich bin ihre Aufbau-Geschichte, die ganz klar zeigt, die Situation ist blöd und/oder schwierig, aber weitermachen und kämpfen lohnt sich! Ihr machte die Arbeit mit mir auch Spaß, es war eine Win-win-Situation und wer liebt die nicht?

Heute bestelle ich immer öfter im Restaurant auch Dinge, von denen ich vorher weiß, dass es schwer wird und ich wohl schlappmache. Damit ich später trotzdem satt bin, plane ich eine Zwischenmahlzeit zwei Stunden später ein. Durch dieses Pushen am Limit erhalte ich mir meine heiß geliebte Freiheit. Und stur bin ich ja auch.

Viele Faktoren trugen also dazu bei, dass ich nun endlich den Hebel umlegte. Ich begann, mein Leben wieder selbst in die Hand zu nehmen. War es Nadine? Mein Bruder Pascal, der mich stets ermahnte? Der neue Elektro-Rollstuhl, den ich selbst steuern konnte? Die neue Wohnung und die dadurch gewonnene Selbstständigkeit? Meine Eltern, insbesondere mein Sekretär, mein Vater, der mich an allen Ecken und Enden dabei unterstützte, selbige Stück für Stück zu erreichen, indem er hier dolmetschte oder dort den Kampf mit der Krankenkasse aufnahm? Mal wieder für mich begründete, warum ich nun einen Elektro-Rollstuhl brauchte, denn die Krankenkasse interessierte sich nicht für die höhere Lebensqualität. Wir mussten beweisen, dass die Pfleger mich nicht die steile Einfahrt zu unserem Haus hinaufschieben konnten. Mit seinen Tricks und gekonnten Worten zog und zieht er auch heute noch für mich in den deutschen Bürokratie-Dschungel. Dann irgendwann ging die neue Therapie los, für die wir nach Hamburg fuhren mit der Hoffnung im Gepäck, dass sie das Wachstum der Tumoren zumindest aufhält. Die Situation im Kopf war ja weiterhin kritisch und eine OP wollte niemand. Also mal versuchen … ich hatte Glück, sie war ein Volltreffer, aber dazu später mehr.

Ich denke, es war all das, was den Kämpfer in mir wieder zum Leben erweckte. Ich nahm die Dinge wieder selbst in die Hand, und ab da ging es wie von selbst. Ich hatte mich zwischenzeitlich zurückgelehnt, es mir bequem gemacht, akzeptiert, was los ist, den Faulen gemimt – aber nun nicht mehr. Ich erkannte: Vieles mehr war noch möglich und darauf arbeitete ich hin – weil ich wollte. Wo ein Wille ist, ist auch ein Weg. Davon bin ich auch heute noch überzeugt und zitiere es immer wieder. Und dass von nichts auch nichts kommt, das hatten mir schon viele gesagt, damals, als mein Sinneswandel noch nicht stattgefunden hatte. Aber es war nicht angekommen – wenn, dann musste ich selber wollen. Und nun war es so weit.

Ich hatte lange Zeit geglaubt, es läge an meinem fehlenden Gleichgewicht. Nun wurde mir immer klarer: „Es liegt eigentlich an meinen schwachen Muskeln". Ich lag nach meiner OP sechs Wochen ohne Bewegung auf Intensivstation. Danach vier Monate Reha und lief täglich fünf Minuten mit Rollator. Also 98 % des Tages liegen und sitzen. Klar, dass sich das Gleichgewicht nicht viel verbessert hatte. Hätte ich das weiter gesteigert, wäre ich wohl schneller mobil gewesen und hätte schon früher mit Rollator gehen können. Aber durch die entstandene Verkürzung der Muskeln war mir dies nicht länger als fünf Minuten und nur unter Hochkonzentration möglich.

Spaß machte das nicht und ich sah auch keine Verbesserung. Ich hatte erst geglaubt, wenn es kaputt ist, ist es halt kaputt und durch Übung kann man nichts machen. Falsch! Ich weiß inzwischen, dass das Gleichgewicht im Gegensatz zum Gehör durch gezieltes Training zu einem großen Teil kompensiert werden kann. Ob ich diese versäumte Zeit bereue? Nein. Ich habe die Zeit halt gebraucht, froh bin ich, dass ich dann doch noch etwas gemacht habe. Besser spät als nie …

Noch rollte ich durch das alte Haus, in der neuen Wohnung hatte ich mir vorgenommen, nur noch mit dem Rollator zu laufen. Ich hatte sowieso das Gefühl, ich gehöre nicht in den Rollstuhl. Das war nicht meine Bestimmung. Ich wollte ihn loswerden, also trainierte ich jeden Tag, und jeden zweiten benutzte ich die Geräte bei der Krankengymnastik, damit meine Muskeln wieder stärker wurden und das fehlende Gleichgewicht teilweise kompensierten. Bei Krankengymnastik-Terminen halfen mir Carmen und Marcel nach dem Umzug, wieder auf die Beine zu kommen, zwei- bis dreimal wöchentlich. Auch heute noch, Jahre später, unterstützt er mich liebevoll in meinen Zielen. Ist schon ein bisschen Freundschaft daraus geworden. Mal mit mehr Motivation, mal mit weniger, aber wichtiger Bestandteil meines Lebens.

Anne, der mich mit regelmäßigen Treffen nach der Münchner Zeit begleitet hat, lernte noch in der Reha erst mal einen „anderen" Frederik kennen, so sagte er. Das Gesicht entstellt, im Rollstuhl, depressiv und … und … und … Ich schrieb ihm, als es wieder bergauf ging: „Ich werde aus dem Rollstuhl rauskommen, dafür werde ich sorgen!" Ich war voller Tatendrang und Energie, so gut hatte ich mich lange nicht gefühlt, und ich war bereit sie umsetzen. Und tat es auch.

Ich lasse mich nicht beeindrucken von dem, was NF2 in petto hat und stehe immer wieder auf. Es ist wie eine Kraft, die mich stets runterzuziehen versucht. Es liegt an mir, dagegen anzukämpfen. So geht es immer weiter, und mein Leben ist noch zu kurz, um aufzugeben. Es liegt vor allem an mir selbst, wohin der Weg führt. Das hatte ich endlich, circa zwei Jahre nach der folgenschweren, zweiten OP begriffen. So sollte es nicht weitergehen. Ich wollte unbedingt meine Selbstständigkeit zurückerlangen und tat mein Möglichstes, dies zu erreichen – Schritt für Schritt. Die Magensonde kam raus nach viel hartem Training, es folgte das Zunähen des Luftröhrenschnitts im Hals. Das Spanisch-Studium nahm ich wieder auf per Fernstudium über das Internet. Ich wusste, es wird schwer, aber möglich war es. Das hatte ich ja schon vor der OP in Southampton gemerkt, als ich anfing, Spanisch zu lernen. Ich ging halt meinen eigenen Weg, und noch im Begehen fand ich diesen heraus. Erstaunlich einfach fiel es mir irgendwie ... Die häusliche Pflege wurde dann endlich eingestellt, ich machte wieder alleine kleine Ausflüge, damit ich meinen Eltern beweisen konnte, wie viel ich alleine schaffte. Ich träumte sogar schon davon, dann irgendwann auszuziehen und später meinem Ziel nachzugehen, in England zu leben. Ich hatte ja schon schnuppern dürfen, wie das Studentendasein dort so ist. Plötzlich schien mir das Ziel wieder viel näher und gar nicht mehr so abwegig. Nicht mehr zum Lachen dieser Wunsch. Jetzt war alles möglich. Aber wie gesagt, ein Schritt nach dem anderen. Selbstständigkeit war stets das erste Ziel, und ich war nah dran.

So ging es allmählich weiter, endlich ging es konstant bergauf. Schritt für Schritt lief ich die Etappen ab, steckte mir

neue Ziele, lernte über das Internet Laura kennen und ver-
liebte mich etwas, bis sie sogar zu Besuch kam. Ich schrieb
ihr folgendes Gedicht:

Deutsche Übersetzung:

Sehnsucht

Ich wach auf, ein neuer Tag bricht an.
Schau auf die Uhr, grinse, denke: „Mann!"
Dreh mich um, starre an die Wand,
hab echt alles', wie sonst niemand.

Doch dann tu' ich vermissen
Deine zarte Haut, dein lieblich' Küssen.
Deinen Geruch und deine Hände in den meinen.
Wie du mich berührst, echt schwierig zu beschreiben.

Und pustest du mir ins Gesicht.
Woanders sein will ich nicht
als in deinen Armen, neben dir.
Wie im Traum ergeht es mir.

Als du mich in die Arme nahmst,
lächelnd auf mich zukamst
und hast du mir in die Augen geblickt,
haben wir versteckt:

Mein Glück, und deins, unsere Liebe?

Original:

Grieving desire

I wake up, a new day will begin.
I'm looking at my watch and almost start to grin.
I turn around, staring at the wall,
I start to think„I really have it all!"

But then I realise something's missing:
Your tender skin, your lovely kissing.
Your touching me, your body-smell.
Your hands in mine, it's really hard to tell!

When you blow air into my face
I don't want to be in any other place.
But in your arms, next to you.
It feels like when a dream comes true.

When you put your arms around mine.
When you gave me smiles of sunshine.
When you looked into my eyes,
it was really hard to disguise.

My happiness, your pleasure, our love?

Doch es sollte mein letzter Online-Versuch sein, eine Beziehung einzugehen. Zwar lassen sich vorurteilsfrei viel mehr auf mein Wesen ein, aber für mich muss das halt ohne Computer entstehen. Natürlich gäbe es den sehr bequemen Weg, mich in die virtuelle Welt zurückzuziehen. Viele Vorteile scheint sie zu haben, insbesondere bei der Kommunikation. Trotzdem merke ich immer wieder, je mehr Zeit ich vor dem Bildschirm verbringe, desto unglücklicher werde ich. Ironischerweise macht es mich einsam. So habe ich also mit mir selbst vereinbart, dass dies ein Weg ist, den ich nicht gehen möchte. Ich versuche mich lieber als David gegen Goliath auf dem Schlachtfeld, was natürlich oft frustrierend ist, denn es ist schwer, seinen Mut aufrechtzuerhalten, wenn die allgemeine Gesellschaft mit ihren Vorurteilen immer wieder daran zerrt oder mir nichts zutraut. Dennoch, indem ich also auch dort meine Basis versuche aufzubauen, wo ich herkomme, gibt mir dies dort auch ein Selbstvertrauen, und so verliere ich nicht die Verbindung zu dieser Welt. So lud ich also ein paar meiner Freunde von früher wöchentlich zu einem lockeren Gebärdenkurs mit mir als Lehrer ein. Wieder so eine Win-win-Situation. Sind die nicht herrlich?

Eines Tages flatterte ein Brief ins Haus von der University of Southampton. Nachdem ich das erste Semester vor der OP abgebrochen hatte, sei ich immer noch eingeschrieben dort. Wie sähe es aus, ginge es mir inzwischen besser?

Zwar hatte ich den Brief überhaupt nicht erwartet, aber ich dachte nur: „Warum nicht schon jetzt?" Ein neues Ziel war geboren, ich hatte noch ein paar Monate Zeit bis Semesterbeginn, um an meiner Selbstständigkeit und dem Ziel, aus dem Rollstuhl zu kommen, zu arbeiten. Neue Motivation, neue Ziele, ein neuer Schub!

Tatsächlich steuerte also die Antikörpertherapie einen großen Teil dazu bei, dass sich die Dinge besserten. Das sah zunächst so aus: alle zwei Wochen mit den Pflegekräften nach Hamburg, um die Avastin-Infusion zu bekommen. Es ist ein Medikament aus der Krebstherapie, ein NF2-Forscher aus den USA hatte entdeckt, dass es auch bei NF2-Tumoren wirkt, indem es die Blutzufuhr zu den Tumoren im Kopf hemmt. In der Folge wird häufig sogar beobachtet, dass Tumoren anfangen zu schrumpfen. Nachdem wir feststellten, dass ich das Medikament gut toleriere, fuhr ich in Würzburg damit fort und sollte nur alle drei Monate nach Hamburg, um mit dem Professor über meine Fortschritte zu reden und um zu besprechen, wie wir weitermachen würden. Ich hatte mittlerweile ja ein Fernstudium aufgenommen, um mein Spanisch frisch zu halten. So packte ich immer öfter meine Bücher ein, rollte zur Straßenbahnhaltestelle mit dem E-Rolli und fuhr in die Stadt, wo ich mich in mein Lieblingscafé, das „Wunschlos glücklich", setzte und mit den Spanisch-Büchern lernte und übte. Da nahm ich mein Handy aus der Tasche, denn es hatte vibriert. Ich schaute aufs Display: Nichts Neues, war wohl nur der Magen oder ein Furz. Hoffentlich nicht zu laut …

CH4 (Methan)

Stell dir vor, du bist zu zweit
in einer kleinen Räumlichkeit.
Oh nein, da ist Luft im Bauch,
und nicht grade wenig auch.

Die will raus und zwar schnell,
ein riesen Scheißszenario, gell.
In einem Moment ganz ungestört,
lässt also einen zischen.
Hoffst und bangst, dass man nichts hört,
Kommentar tust du vermissen (Gott sei Dank!).

Erleichtert bist du zweierlei:
Die Luft ist raus, man hörte nichts,
der andre doch grinst heftig fei,
so kommt dir ein Verdacht:

Er kann doch nicht … es war doch still?
Und schon hat er das Fenster aufgemacht.

Land der Träume?

Das Fernstudium fast beendet, gab es nur noch das Ziel Southampton in meinem Kopf. Ich regelte alles mit den zuständigen Leuten der Uni, wie Unterstützung in der Kommunikation, Unterkunft. Meine Eltern, Profs und ich überlegten, wie wir das mit Avastin machen würden. Meine Eltern unterstützten mich bei meinem Vorhaben. Per Überseekoffer kamen meine Sachen nach Southampton, einiges war ja sowieso noch dort bei Bekannten gelagert, nachdem ich nach der großen OP ja nicht gleich zurückgekehrt war. Ich nahm also meinen E-Rolli mit und belud ihn mit einem Koffer. Von London gab es Fernbusse nach Southampton und von dort ging es ins Wohnheim, wo ich mir gleich mal vornahm, ohne Rolli auszukommen. Das klappte gut, sodass ich ihn nur draußen verwendete. Ich weiß nicht mehr, was genau war, aber mit einer Mitbewohnerin kam ich nicht so klar und das Wohnheim war sowieso nicht mit Verpflegung (ich mag es nicht, für eine Person zu kochen), also zog ich kurz danach wieder in das Wohnheim von vor drei Jahren. Ich hatte ja noch ein paar Kontakte aus den drei Monaten vor der OP und diese halfen mir beim Umzug ins neue, alte Wohnheim.

Für Menschen mit besonderen Bedürfnissen wird in England an der Uni alles an Kosten zurückerstattet, was für die Person aufgrund seiner Einschränkungen an Mehrkosten entsteht. So konnte ich also immer das Taxi nehmen, wenn eine Vorlesung am anderen Campus weiter weg war, oder ich nahm den E-Rolli hin, wenn es ausnahmsweise mal nicht regnete. Der Vorteil des alten Wohnheims war, dass es direkt neben dem Campus für Sprachen war, so hatte ich es nicht weit, und irgendwann versuchte ich mich mal daran, den Weg zu gehen, ausgestattet mit zwei Gehstöcken. Ich konnte jetzt auch den Weg zum Café auf meinem Campus nehmen, der über ein paar Stufen ging. Eine völlig neue Alternative. Und irgendwann war ich ohne Rollstuhl auf dem belebten Haupt-Campus, wo die Studenten und Professoren eilig hin und her liefen. Mann, war das ein Erlebnis, zum ersten Mal ohne Rollstuhl da zu sein. Und niemand bemerkte es, so selbstverständlich schien es. Es war toll, lauter neue Möglichkeiten, neue Perspektiven und Potenzial.

Für Avastin flog ich erst mal alle drei Wochen von London Gatwick nach Hamburg, bis ich im NF2-Zentrum in Oxford war und es dort weiter bekam. Das erste Uni-Jahr war zwar toll und verging schnell. Aber es war auch ernüchternd. Ich kannte trotz Suche niemanden, der auch Gebärdensprache konnte. Meine Tür im Wohnheim stand stets offen, herein kamen wenige. Manche nahmen durchaus die Einladung wahr und ich freute mich. Am nächsten Tag kochten wir was zusammen, spielten Fifa oder ich wurde zum Filmgucken eingeladen, einmal sogar auf eine der unzähligen Partys, die irgendwo in Southampton stiegen. Für viele andere blieb ich „der komische Typ, der nix hören kann". Wir lernten uns nie kennen und es war mir auch egal. Fast. So wurde ich oft auch mit meinem Alleinsein konfrontiert. Zusammen mit den enttäuschten Erwartungen von mir zum Leben in England ergaben sie ein Gedicht.

Deutsche Übersetzung:

Nirgendwo

Bevor ich herkam, dachte ich,
dass ich hier Zuhause bin.
Hier ist der rechte Platz für mich,
hier gehör' ich hin.

Die Augen voller Magie
erzählte ich Freunden von diesem Ort.
Mit all meiner Fantasie
beschmückte ich mein Wort.

Doch mit jedem Tag vergangen,
werd' ich aufs Neue enttäuscht, es schwindet die Sicherheit.
Ich merke, ich habe mich verfangen
und das selbst-versprochene Land ist weit.

Andere Regeln, gleiches Spiel.
Die Menschen scheinen zu gehen
denselben Weg zum gleichen Ziel.
Nur ich schein' mich im Kreis zu drehen.

Wonach wird gesucht?
Warum scheint alles so kompliziert?
Haben wir nie genug?
Wer „wächst", verliert:

Die Verbindung zu sich selbst.
Zu Haltungen tief im Herzen.
Es zählt nicht, wer gewinnt,
lassen wir uns lenken von Gefühlen und Werten!

Original:

Nowhere

Before I came, I thought
this would be my home.
This is what I sought
this is where I belong.

Full of expectation
I told friends how it would be.
With all my Imagination
I was sure of what I'd see.

With every passing day
though, I feel less certain, and
that this is far away
from my self-promised land.

Yet people are the same.
It's just another way of living.
It's just a different game.
Just as unforgiving.

What are people looking for?
Why is all so complicated?
Why do we just want more and more?
This „growth" just makes us separated:

From human values deep within
though our heart is just as real.
We don't have to win,
we just have to feel.

Dennoch bin ich froh, den Schritt zum Studium in England gemacht zu haben, ich bereue keine Sekunde meines Lebens dort. Trotzdem, enttäuscht war ich schon. Auch hier glich es einem andauernden Kampf um die Re-Integration in die Welt, aus der ich komme, oder vielleicht war ich einfach noch nicht bereit, mich von meiner geliebten Welt loszureißen?

An der Uni wechselte ich schon bald nach Wiederbeginn von klassischen, neben mir sitzenden Note-takern zu einem System per Internet, bei dem jemand meinen Unterricht mithörte und blitzschnell mittippte, sodass ich das Geschriebene auf einer Website und somit am Bildschirm meines Laptops ablesen konnte. Erst später erfuhr ich, dass ich wohl der erste hörgeschädigte Student in England war, der es benutzte. Inzwischen kommt es wohl auch an anderen Unis zu seinem Einsatz und alles nur, weil mir andere Ertaubte bei einem gemeinsamen Treffen in meinem Lieblingscafé in Southampton von diesem System erzählten, als ich nicht recht zufrieden war mit meinen Note-takern. Daraufhin sah ich mich im Internet um und fand was. Meine Sehnsucht meldete sich, das Herz pochte, die Augen leuchteten, als ich darüber nachdachte, wie das wohl im Unterricht wäre, und wurde nicht enttäuscht. Ich schrieb eine E-Mail, ob es denn realistisch sei, nichts ahnend, was mich erwartet. Zwei Wochen später war meine Revolution perfekt und ich fing an zu schweben. Gemeinsam mit Managerin Beth, stets mit offenem Ohr, welche diese Initiative auf die Beine stellte, perfektionierten wir Ablauf, Technik und Aufklärung für die Lehrkräfte. Sie waren stets begeistert davon, und ich wünschte, ich hätte dreimal so viel Unterricht und Vorlesungen. Win-win?! Mehr als das!

Versunken in Hausarbeiten über „die Zukunft von Englisch"
für Linguistik, die Weiterführung einer Geschichte auf Spanisch, eine überzeugende Rede, um rhetorisches Englisch zu
üben, und voller neuer Erlebnisse verging das erste Uni-Jahr.
Ich stand wieder mit beiden Beinen im Leben. Gesundheitlich
war nun Stabilität eingekehrt und ich fühlte mich besser denn
je, als es im Sommer nach Würzburg ging, um mit der Familie
in den Urlaub zu fahren. Ich freute mich schon auf das zweite Uni-Jahr, und kurz vor Ende des ersten Jahres dann doch
noch: Endlich konnte jemand Gebärdensprache. Rob sollte
mein engster Kontakt an der Universität werden.

Am Gipfel

Schon bald nach dem Kennenlernen begannen wir damit, Gebärdensprache-Stunden zu geben. Notdürftig hatte ich bisher ein paar Leuten deutsche Gebärden vermittelt, ab jetzt war BSL (British Sign Language) angesagt. Ich lernte, indem ich unterrichtete.

Gemeinsam gründeten wir im 2. Jahr „SignSoc", prompt hatten wir 200 Mitglieder, auch wenn natürlich vielleicht nur ein Viertel davon oder weniger aktiv. SignSoc wuchs mir ans Herz und half mir über meine Einsamkeit hinweg, indem ich über die Gebärdensprache begann, mir meine eigene Umwelt aufzubauen. Auch wenn nur sehr oberflächlich, wenigstens etwas, was mir Zugang zu den Menschen (Bonus: hauptsächlich Mädchen) verschaffte. Im zweiten Jahr war ich auch im Spanisch-Verein involviert. Geplant wurde auch ein Ausflug nach Barcelona. War ich dabei! Parallel verbesserte sich in den Monaten mein Gleichgewicht so sehr, dass ich komplett ohne Hilfe lief. Mit Gehstöcken und Frisbee bewaffnet, ging ich an der Stelle vorbei, wo ich zwei Jahre zuvor auf einer Reise mit meinem Bruder die ersten Schritte aus dem Rollstuhl in der Öffentlichkeit machte. Niemand merkte es, nur ich, so ging ich zügig mit den anderen weiter, grinsend. Eines Abends, mit der Gruppe irgendwo unterwegs, machte ich sogar einen Hüpfer und flog glatt auf die Nase. Egal, war alles heil. Dachte ich. Um vier Uhr morgens Tag hielt ich die Schmerzen im Bein nicht mehr aus und ließ meine Zimmernachbarn einen Krankenwagen rufen. Stunden der Warterei vergingen, um am Ende ein Schmerzmittel verschrieben zu bekommen.

Natürlich erholte ich mich dabei so sehr, dass am Ende die Schmerzen nachließen. Zurück in Southampton, gab ich den Schiedsrichter für das grottenschlechte Fußball-Team Modern Languages (Inter Milanguages) unter Hörenden, wobei der Spaß im Mittelpunkt stand. Regelmäßig gab es Spiele gegen andere Departments: Biology (Ajax Trees), Chemistry (Special brew), Philosophy (River Plato) oder die Mexican Society, welche uns gnadenlos abzog, sodass ich nicht mehr mitzählen konnte. Inklusive roter und gelber Karte und einem eigens von mir entworfenen, knallgelben Shirt auf dem stand: „Mit mir kannst du nicht diskutieren!"

Im zweiten Jahr fand ich einen Ort, wo ich mich so richtig wohlfühlte. Das Non-profit-Community-Café „Art House" verbreitete vor allem eins: Liebe. Hier gab es „Language Cafés", wie zum Beispiel das wöchentliche British „Sign Language Café" mit dem urkomischen Gehörlosen Tony, Workshops zu allem möglichen, z. B. Zeichnen, kreatives Schreiben, Straßenmusik, viel Humor, und stets wurde Kunst ausgestellt. Und es gab super-leckeres Essen, liebevoll zubereitet und serviert von freiwilligen Helfern. Als ich relativ fit war, half ich auch eine Zeit lang im Café aus und es machte viel Spaß. Jedes Mal, wenn ich es betrat, war es wie der Eintritt in eine neue Welt. Inspiriert durch das dortige Miteinander, die Lebenskultur, entstanden hier so manche meiner Gedichte, zum Beispiel dieses:

Deutsche Übersetzung:

Die Dusche

Draußen Kälte und Dunkelheit,
es ist grau und es beißt der Regen
zur abendlichen Tageszeit.
Über'n Himmel wild kämpfend die Wolken fegen.

Ging hinaus und wollte los.
Trat vor die Tür, sie schlug zu,
wollte nicht mehr, dachte bloß:
"Was ist denn das? Was willst du?"

Das Wetter würde weiterleben,
also ging ich wieder rein.
War der Nacht ergeben,
kraftlos, traurig würd' ich sein.

Vorhänge wehten sanft umher.
Ans Fenster schlug ein Ast.
Ich spürte auch die Brise sehr.
Es wuchs des Schauspiels Kraft.

Nach Wärme sehnte ich mich,
also eine heiße Dusche genommen.
Erfüllte mich mit Energie und Licht
und war der Gefahr entkommen.

Original:

The shower

Outside it's dark and getting cold
it's grey and rain is biting.
Clouds move wildly, fighting.
The day's about to fold.

I was going to go out
so I stepped outside the door.
Suddenly I didn't want to anymore
and thought „what's this about?"

The weather wouldn't rest
so I hurried back inside.
Surrendered to the night
felt feeble and depressed.

Saw curtains slightly blowing
and also felt a breeze.
Heard windows hit by trees
the force of all was growing.

I longed for warmth instead
so took a steaming shower.
By that, regained my power
and escaped the threat.

Die Zeit in Southampton fing besonders ab dem zweiten Jahr an, die bisher schönste meines Lebens zu werden, ich wusste nun, warum ich hergekommen war.

Ein sogenanntes Textphone, bei dem das Gesagte dank Vermittler auf einem Display abzulesen war, ließ mich wieder telefonieren. Fernsehen hatte ich nun auch im Zimmer, mit Untertiteln für ALLES. Was für ein Luxus, sich hinsetzen zu können, den Fernseher einzuschalten und einfach zu gucken, was kommt. Ich musste nicht mehr vorher überprüfen, ob eine Sendung Untertitel hat. Ich fühlte mich dort fast so unbehindert wie nie in Deutschland, ich frage mich, warum das nicht hier geht, wenn es in England so gut funktioniert? In England beschwerte man sich über die Qualität der Live-Untertitelung. Ich war einfach nur dankbar. Ich hatte eigentlich immer gedacht, Deutschland sei besser mit Technik und so? Hinsichtlich Untertiteln ist Deutschland vor allem eins: eine Schande. Bewusst werden wir Hörgeschädigten von unserem Recht auf Information und Kultur einfach ausgeschlossen. Seit ich die Situation in England kenne, schaue ich hier in Deutschland kein Fernsehen mehr. Stattdessen fühle ich mich im Stich gelassen. Weniger als 100 % akzeptiere ich nicht mehr. Wie gerne würde ich mich bei dem interessanten Thema, das mein Vater gerade schaut, hinzusetzen und mitgucken. Keine Untertitel. Dampfend ziehe ich davon …

An der Uni befand ich mich plötzlich zum ersten Mal seit Jahren in der Situation, dass zwei Events gleichzeitig stiegen und ich mich für eins entscheiden musste. Klar, blöde Situation, aber auch toll. Natürlich musste ich noch immer einiges selbst in die Gänge leiten, die Leute waren auch in England kommunikationstechnisch gehemmt, aber das ist ja normal, wenn die das erste Mal mit so einer Situation wie Taubheit konfrontiert werden, und ich hab ja Geduld.

Vor allem liebte ich die Uni selbst, Vorlesungen und Seminare, die mich interessierten. Für Spanisch organisierte mir Beth jemand, der über Skype meinen Unterricht von Mexiko aus verfolgte und mittippte, sodass ich quasi live mitlesen konnte, was die Lehrerin sagte – auf Spanisch. Nur ungern verpasste ich eine Vorlesung, und mit diesem neuen Support fühlte ich mich wieder richtig auf der Höhe. Besonders gefiel mir das Publikum der Universität: Southampton hat rund 20.000 Studenten, circa 8.000 davon Ausländer. Ich traf Leute aus Frankreich, Spanien, Italien, Griechenland, Zypern, Türkei, Polen, Deutschland, Österreich, Holland, Wales, England, Norwegen, Schweden, Indien, Pakistan, China/Hongkong, Malaysia, Trinidad & Tobago, USA, Mexiko, Australien, Ghana, Libyen – und das ist nur eine Auflistung aus ein paar Monaten.

Im Großen und Ganzen ging es mir also sehr gut. Trotzdem „durfte" ich auch mit ansehen, wie schnell sich im Wohnheim Freundschaften zwischen anderen entwickelten. Solche Situationen sind für mich mittlerweile Standard. Zuzusehen, wie andere ihren Spaß haben, und selbst stehen gelassen zu werden. Oder auch denselben Weg gehend, nur deutlich langsamer oder anfälliger, zu scheitern. Manchmal ist es auch meine Entscheidung, mich nicht zu sehr zu öffnen. Aufgrund dieser Selbstachtung und Vorsicht von mir ist es gar nicht so leicht, mein wahres Gesicht kennenzulernen. Dafür lohnt sich dann oft eine Freundschaft umso mehr, ist die anfängliche Hürde erst mal genommen. Im Regen stehen gelassen zu werden, nachdem ich die ganze Geschichte schon früh erzähle, schmerzt zu sehr.

Überall im Wohnheim standen die Grüppchen herum. Bleibe ich bei solchen Situationen mal stehen, bin ich mitten in einer Gruppe Hörender, die miteinander reden. Ich stehe da und habe schnell keine Ahnung, was los ist, wovon gesprochen wird oder worüber gelacht. Nur noch selten finde ich mich bewusst in solchen Situationen wieder, wo ich mir wie ein Hund vorkomme. War es keine Absicht und ich merke, wo ich gelandet bin, dann gibt's für mich nur eins: Freundlich erklärend die Flucht ergreifen, bevor es schlimm wird. Wie zum Beispiel im Speisesaal.

Doch das blendete ich jetzt aus, das Leben nahm einen heftigen Sprung, und ich war mittendrin. Sogar so sehr, dass es mir fast zu viel wurde. Meditation half mir dabei, wieder runterzukommen. Dennoch: Ich war selten so glücklich gewesen und ich freute mich, wenn sich Zuhause Freunde und Familie darüber freuten. Wie nennt man eigentlich einen Teufelskreis des Glücks?

Pause

Es war ein grauer, vorweihnachtlicher Tag in Southampton, das Armband meiner Uhr war kaputt und ich wollte es reparieren lassen. Fuhr also mit meinem Auto (das ich dank einer Organisation bekommen hatte, welche dafür einen Teil meines „Budgets für Behinderte" einsteckte und mir so mehr, ach nein, viel, viel mehr Mobilität und somit Lebensqualität schenkte) nichts ahnend zum Einkaufzentrum. „Puh, viel los", dachte ich, nachdem ich geparkt hatte, packte den Rollator aus und bog ins Einkaufszentrum ein, wo der Reparaturladen war. Menschen, die hektisch an mir vorbeizogen, flogen fast über den Rollator, all die Menschen erinnerten mich an Zombies, Opfer der Konsumgesellschaft. Nicht alle waren so rücksichtslos, ich kam schon vorwärts. Dennoch wurde ich von den Massen, die wohl Geschenke kauften, mitsamt Rollator quasi verschluckt. Nachdem ich mich ein paar hundert Meter vorwärts gekämpft hatte, machte ich kehrt, fuhr zwanzig Minuten durch den verrückten Verkehr zum „Art House" nicht weit entfernt und ließ mich auf dem Sofa bei einer heißen Schokolade nieder. Ich schüttelte noch den Kopf, dann haute ich dem Konsumterror auf meine Art eins rein:

Deutsche Übersetzung:

Schwarz oder Weiß

Kauf das, kauf dies.
Und du entscheidest, ob gut oder mies.
Wir bestimmen sogar, was du isst,
und das ist für dich, weil du es bist!

Nachdenken brauchst du nicht,
das machen wir für dich.
Ein Blinzeln genügt dabei
für Produkt Nummer Zwei.

Komm und spiel unser Spiel.
Gewinnen kannst nur du!
An Preisen gibt es viel
und dieses Extra gibt's dazu.

Was ist, es stimmt was nicht?
Hör mal, hier ist deine Unterschrift!
Wahlfreiheit ist uns wichtig!
Du konntest entscheiden, ob falsch oder richtig.

Den Rest verschweigen wir:

Egal ist uns das eigentlich.
Doch, fair war es natürlich!
Wir haben jetzt dein Geld,
auch wenn's dir nicht gefällt!

Wir lassen dich entscheiden,
verloren hast du bei beidem.
Ob schwarz oder weiß,
nicht mal Mühe hatten wir dabei.

Wir sind schon schlaue Füchse!
Wir sind besonders Hübsche.
Tun so, als hättest du die Macht.
So haben wir uns das ausgedacht!

Original:

Black or White

Buy this, buy that,
we'll even tell you what to eat
and you decide if it's good or bad.
Now that's service at your feet.

No need to think
we're doing it for you,
you only have to blink
for product number two.

Come and play our game!
You can only win, we promise you!
All the prizes are the same,
and there's a bonus, too!

What, you aren't satisfied?
Not happy with your choice?
But you could go for wrong or right!
Of course we heard your voice!

But we won't tell you this:

We actually don't care,
we have your money now,
and of course it was fair!
You have made a vow!

By letting you choose
between black or white
you actually lose
without the need to fight!

We're clever dicks!
Pretend you're in control
we're pretty chicks,
and this is how we roll!

Als ich eines Tages in den Osterferien für eine kleine OP zur Entfernung von störenden Hauttumoren nach Deutschland kam, freute ich mich auf den Frühling und hielt es in einem Gedicht fest:

Deutsche Übersetzung:

Die Sonne

Wenn Winter sich dem Ende neigt
und nach Monaten Dauernacht
er einer Macht weicht,
einer unterdrückten Kraft.

Sie ruft sich Respekt herbei.
Auf einmal schätzen wir ihren Wert.
Sie löst die Unzufriedenheit
und hat uns gelehrt.

Die ersten Strahlen am Balkon
beleben Geist, befrei'n das Herz.
Entfacht Feuer in der Seele schon,
vorbei der zehrende Winterschmerz.

Sofort spüren wir ihre Leidenschaft,
die Wärme wandelt sich
und entzieht sich des Winters Machenschaft
in Freude unvergänglich.

Original:

The Sun

When winter slowly fades away
and after months of perma-night
it to a power gives its way,
to a most suppressed delight.

It summons the respect which it earns,
for once its value we do cherish.
It is then that human learns
and feels that discontent will perish.

The first rays on the balcony
relieve the heart and lift one's spirit,
from winter's gnawing agony –
a fire in the soul is lit.

At once we sense its woken passion
the warmth gives us a spell of joy.
We desire for it to become fashion
and want it to cease the winter's ploy.

Kurz zuvor war ich noch in Manchester auf einer NF2-Konfe-
renz. Es war bewegend, zu sehen, wie viele Experten sich dieser
Krankheit widmen und daran forschen. Zum ersten Mal fiel mir
auf, mit Gehstöcken durch die Stadt mein Hotel suchend, dass
ich unsicherer lief. Ich hatte schon drei Monate Avastinpause,
denn bald stand die geplante OP an. Zurück in Deutschland,

besuchte ich noch mal meinen Bruder am Tempelhof, ein alternatives Dorf/Gemeinschaft auf dem Land in Baden Württemberg, wo eine nachhaltige, ökologische, vor allem aber gemeinschaftliche Kultur gelebt wird. Dort kickte ich zum ersten Mal seit Jahren wieder einen Ball umher, auch wenn ich mir vorkam wie ein Riesenbaby.

Inspiriert von diesem wunderbaren Ort befasste ich mich in einem Gedicht mit dem Wörtchen „man":

Man

Man könnte meinen,
das sagt man so.
Es gäb da einen,
irgendwen und irgendwo.

Man kann auch sagen,
man weiß ja nie,
dass es an vielen Tagen
auch egal ist, wie.

Was soll man machen?
Man tut was man kann.
Man wird schon noch erwachen.
Nicht sofort, doch irgendwann.

Tja, man kann's auch übertreiben.
Das macht man nicht!
Ungewissheit wird sonst bleiben.
Sag mir endlich – ach, man! – wer du bist!?

Es war auch die Zeit, in der ich die wunderbare Theorie der „Gewaltfreien Kommunikation" (GfK) von Marshall Rosenberg kennenlernte und mich eingehend damit befasste. Diese Lebensphilosophie und Art der Kommunikation mit unseren Mitmenschen und mit uns selbst veränderte mein Leben. Ich war zutiefst dankbar, endlich genau herauszufinden, aus welchen Bedürfnissen meine Gefühle entstehen, warum ich wütend reagiere in bestimmten Situationen, warum mich andere traurig stimmen. Welche Wirkungskraft alltägliche Worte wie z. B. „immer", „alle" oder „man" haben. Ich tue mich verdammt schwer dabei, diese Art des Sprechens auch zu leben, aber ich bin froh, dass ich die GfK kennenlernen durfte, und empfehle auf jeden Fall, sich damit zu befassen. Für mich war sie eindeutig eine Bereicherung.

In der Woche nach dem Besuch am Tempelhof war dann die geplante kleinere OP, absolut komplikationslos wurden mir ein paar störende Tumoren auf der Haut entfernt. Einzig Probleme machte, dass ich noch eine wichtigere OP brauchte, um das Sehvermögen zu schonen. Anscheinend hatte ich Hirndruck, welcher die Sehkraft bedrohte. Nun wollte man den Druck per Implantat im Kopf regeln, über den überflüssiges Hirnwasser über einen Schlauch abläuft. Genannt Shunt, er sollte den Druck regeln. Das war schon wichtig, also verlängerten wir die Avastinpause.

Beim jährlichen Mücketreffen lernte ich dann Annemarie kennen. Ich war schnell ziemlich überzeugt davon, die Frau meiner Träume gefunden zu haben. Trotzdem wollte ich sie noch besser kennenlernen. Leider war ihr Herz nicht frei, sodass meine Versuche der Annäherung vergebens waren. Eines Tages musste ich das einsehen. Trotzdem, ein so besonderer

Mensch und auch noch seelenverwandt, eine enge Freundin wie sie, das hab ich seitdem nicht mehr erlebt. Stets pflegen wir den Kontakt. Zurückblickend stellte das Kennenlernen von Annemarie den Höhepunkt dar.

Ich war ja schon einige Monate ohne Avastin unterwegs und nach dem Treffen erfolgte eben diese wichtige OP, welche gut verlief. Schon vor der OP ging es wieder bergab und danach so richtig. Im erneuten MRT sah man es dann auch deutlich, woran inzwischen wenig Zweifel bestand, auch anhand kontinuierlicher, schleichender Verschlechterungen: In der Zeit, in der ich Avastin abgesetzt hatte, waren die Tumoren wieder rasant gewachsen, auf alte Größe und noch mehr. Für mich sah das dann so aus: Zunächst mal ging ich die Stationen, die ich mir erkämpft hatte, wieder rückwärts: vom freien Laufen über Rollator zum Rollstuhl. Meine Gesichtslähmung wurde stärker, Gefühlsmissempfindungen in Händen und Beinen kamen hinzu. Nach sechs Monaten der Pause im Rollstuhl wieder nahe dem Pflegebedarf, dann endlich wieder Beginn des Avastin mit der Hoffnung, es werde wieder so wie vor dem Absetzen. Ich hatte großes Glück: Ganz langsam verbesserte sich mein Zustand tatsächlich wieder. Für Sommer 2012 hatten mein Vater, mein Bruder und ich eigentlich eine Floßfahrt in Schweden geplant. Schweren Herzens mussten wir diese angesichts meines Zustands abblasen. Stattdessen stand der Sommer im Zeichen des Wieder-Fit-Werdens. Die Sommermonate hatte ich mir eigentlich anders vorgestellt. So ging ich wieder regelmäßig mit großer Motivation zur KG mit dem Ziel, wieder frei zu laufen. Nach ein paar Monaten dann, nachdem Avastin seinen Job tat und die Tumoren tatsächlich wieder schrumpfen ließ, ging es irgendwann nicht mehr weiter, es fehlte mir noch ein kleines Stückchen, um vom Rollator wegzukommen. Alle Physio, KG und Yoga halfen zwar. Aber das Stückchen fehlt mir noch heute. So gehe ich noch immer am Rollator, ganz zufrieden bin ich nicht. Es liegt auch an mir selbst. Hätte ich größere Muskeln, wäre mein Schritt wohl sicherer. Ich arbeite dran …

Abschluss

Mein letztes Uni-Jahr war wieder toll! Alles war vertraut und lief wie am Schnürchen. Gemeinsam mit Rob unterrichteten wir wieder jede Woche BSL, was sehr viel Spaß machte. Beim regelmäßigen Gang mit ihm zum Fitness-Center bei meinem Wohnkomplex erklärte ich ihm die deutsche Redewendung „den inneren Schweinehund besiegen". Wie sagt man auf Englisch? War und ist das spannend!

Ich fertigte meine Bachelorarbeit über die Auswirkungen von Hörverlust an, was die Arbeit an der Universität war, die mir am meisten Spaß bereitete. Im letzten Jahr trat Ella in mein Leben. In der SignSoc-Klasse von Rob und mir, in der sie aufkreuzte, konnte ich meine Augen nicht von ihr lassen. Später stellte sich heraus, dass sie Deutsch lernte, aber auch, dass sie nicht zu haben war. Ich liebte es, sie zum Lachen zu bringen, zum Glück waren wir beide „lingo-freaks". Keins meiner heiß geliebten Wortspiele war ihr zu doof. Irgendwo las ich mal: „Damit sie sich verliebt, muss ich sie zum Lachen bringen. Aber jedes Mal, wenn sie lacht, bin ich es, der sich verliebt". So war das auch. Inzwischen genügt schon ein Blick. Ein Wunder, dass sie überhaupt noch Kontakt mit mir pflegt. Bis heute schreiben wir uns stets. Gerne denke ich an den Moment zurück, an dem ich sie das erste Mal sah. Ich war wie vom berühmten Liebespfeil getroffen. Für mich passte es einfach. Für sie? Anscheinend nicht, und das ist okay so. Sie war ja vergeben! Hauptsache, sie bleibt in meinem Leben. Ich wollte mein Herz ausschütten und schrieb ihr ein Gedicht. Ich glaube jedoch nicht, sie hätte sich darüber gefreut, deswegen bekam sie bei meinem Abschied aus Southampton nur die letzte Strophe. Fast ein Jahr später zeigte ich ihr das Ganze und sie war dankbar dafür, inzwischen ist sie wie eine kleine Schwester für mich.

Deutsche Übersetzung (ohne Reim, um den Effekt aufrechtzuerhalten):

Noch nie zuvor

Als ich dich das erste Mal sah,
wusste ich noch nicht,
war mir noch nie so sicher,
noch nie zuvor.

Glaubte ich an Liebe auf den ersten Blick.
Nun kenne ich dich etwas mehr.
Nach Zweifeln und dem unklugen Brief
weiß ich, meine Instinkte lagen doch richtig.

Und doch gibt es keine Grenze,
dich noch besser zu kennen, und jeden Tag
denk ich an dich und deine Art.
Ich möchte noch mehr über dich lernen.

Für jetzt trennen sich unsere Wege,
wohin, ich weiß es nicht.
Einer Sache bin ich mir jedoch sicher,
Du bleibst für immer in meinem Herzen!

Original:

Well I never

When I saw you first time ever
I never knew before
I never was so sure.
Well I never.

Believed in love at first sight.
Now I know you slightly better.
After doubts and my foolish letter
I knew my instincts have been right.

And yet there is no limit for
knowing you better and all the days.
I wonder about you and your ways
I want to know you even more.

For now our ways shall part
where to I do not know.
Of one thing I am certain though.
You shall remain forever in my heart.
Southampton, März 2014

Kurz vor Ende des Studiums dann ein kleiner Schock: Ein Tumor im Rücken begann aufs Rückenmark zu drücken und musste raus. Ich hatte schon ein bisschen Bange, ich müsste mein Studium erneut unterbrechen, eine Querschnittsläh-mung war schließlich drin. So kurz vor dem Ziel. Mein Chirurg des Vertrauens jedoch schaukelte das Baby, drei Tage nach der OP wurde ich entlassen. Und kurze Zeit später war ich plötzlich in der Costa del Sol, mein Vater und ich gönnten uns spontan diesen Trip und feierten so auch die geglückte OP. Wir erfanden die neue Sportart „Rollatorangeln" am Hafenbecken.

Zurück in England erreichte ich dann im Sommer 2014 meinen Uniabschluss. Voller Stolz waren sie, meine Eltern, die kamen, mein Tutor und meine beiden Lehrkräfte in Englisch und insbesondere Spanisch, die mich während meines Studiums begleiteten. Anscheinend nicht nur diese Menschen ... So hat man mir erzählt, dass bei mir als Einzigem der ganze Saal auch dann noch klatschte, nachdem ich meine Bachelor of Arts-Verleihung entgegengenommen hatte. Der Zyniker in mir sagt: „Weil du so langsam läufst und denen langweilig war!"

Paty aus Mexiko, welche mich meine ersten Spanischworte stammeln hörte, begleitete mich auf meinem Weg, jemand zu werden, der nun gut mit Spanisch-Sprechenden kommunizieren konnte. Dies, beteuerte ich oft, wenn ich ihr mal wieder eine E-Mail auf Englisch schrieb statt auf Spanisch, und wegen meiner lockeren Arbeitshaltung plus ein bisschen Faulheit, war stets mein Ziel gewesen. Ich wollte keine Bestnoten und mich mit Lernen und Üben verrückt machen, Noten waren mir ziemlich egal, solange ich bestand. Und das schaffte ich auch ohne große Gefahr. Nicht ich, sondern wir. Stets war mir Paty zur Seite, sie passte ihren Unterricht so an, dass ich folgen konnte, ohne dass der Rest der Klasse zurückstecken musste. In Eins-zu-Eins-Tutorials ging sie mit mir besonders im ersten Jahr nochmals durch das Gelernte. Wenn ich das Büro verließ, kehrte ich nach ein paar Schritten um, ging noch mal zu ihr, erhob den Zeigefinger und rief: „Otra cosa!" Viele Tränen flossen beim Abschied, ihre typisch mexikanische Herzlichkeit gefiel mir sehr und ich wollte meine Dankbarkeit zeigen. So schrieb ich ihr im letzten Jahr ein Gedicht, mein erstes auf Spanisch.

Übersetzung (wieder ohne Reim im Deutschen, um den Effekt aufrechtzuerhalten, plus Faulheit):

Noch was

Bald wird sie zu Ende sein,
eine turbulente Zeit
meines Lebens, und ohne
Zweifel bin ich froh.

Anderseits muss ich auch sagen.
ein Teil von mir wird traurig sein.
Mein Herz wird ziemlich weinen.
sich erinnernd an die Türen, die du mir aufgestoßen hast.

Dadurch bin ich gewachsen.
Und nicht nur hinsichtlich Sprache,
sondern anscheinend auch als Person.
Meine Seele und auch der Geist.

Und dies war möglich
nur mit dir, meiner Lehrerin.
Meiner absoluten Nummer Eins.
Nimmermehr werd ich müde,

und deshalb habe ich beschlossen,
anstatt zu weinen
darüber, dass es nun vorbei ist,
lächle ich, dass es geschah.

Original:

Otra cosa

Prontito marcará el fin
de un periodo turbulento.
En mi vida y sin
duda me siento contento.

No obstante,
una parte de mi estará triste.
Mi corazón va a llorar bastante …
Recordando las ventanas que me abriste.

A través de ellas he crecido mucho.
No solo lingüísticamente,
sino que como persona escucho,
con el alma y también la mente.

Y esto ha sido posible,
solo contigo.
Mi maestra número uno increíble,
nunca me fatigo.

Por eso he elegido,
que en vez de llorar
por lo que pasó,
voy a sonreír en su lugar.

Jeder Student an der Uni Southampton bekommt zu Beginn
des Studiums einen persönlichen Tutor zugeteilt. Da hatte
ich wieder mal großes Glück. Adrian begleitete mich durch
regelmäßige Treffen das gesamte Studium hindurch. Selten
habe ich jemand so Enthusiastisches getroffen, der seinen Job
so dermaßen liebt und seine Studenten erst recht, ganz abgesehen vom Fußballverein FC Union Berlin. Stets hatte er ein
offenes Ohr für mich und meine Situation, half dabei, Wege
durch den Bürokratie-Dschungel (auch in England) zu gehen,
um mal dort mein Auslandsjahr-Projekt problemlos in eine
Bachelorarbeit umzuwandeln oder eine Verlängerung für eine
Hausarbeit zu beantragen – ohne Punktverlust.

Das Disability-Team erledigte unter meiner Mithilfe die Organisation von meinen Schriftdolmetschern und zahlreiche
andere Dinge. Alles zusammen ergab das ein ideales Netzwerk
für jemanden mit besonderen Bedürfnissen und ich bin allen
Beteiligten sehr dankbar, die mir diese tolle Zeit ermöglicht
haben. Wieder einmal stellte ich fest, dass es sich mit einer
guten Mannschaft leichter rudert.

Fehlte noch die englische NF2-community. Schockiert und
ungläubig hatte ich bei meiner Ankunft in England festgestellt, dass es keine gab, so wie ich sie aus Deutschland kannte.
Ich kam dennoch in Kontakt mit anderen NF2lern. Jessica
war gerade dabei, so etwas auch für England ins Leben zu

rufen, und meine Erzählungen vom jährlichen „Mücketreffen"
bekräftigten sie dabei. So gründete sie die Selbsthilfegruppe „Can you hear us?", und ich unterstützte sie dabei, diese
Community aufzubauen. Im letzten Jahr war dann im Sommer
das zweite Treffen, und genau wie jedes Mal in Mücke ist es
einzigartig, wenn mal ein Wochenende nur wir NF2ler zusammen sind und unsere Einschränkungen völlig normal sind.
In einem Gedicht drückte ich dieses Gefühl aus, gewidmet
meinen NF2-Freunden.

Deutsche Übersetzung:

Daheim

Im Lauf vom Jahr
gibt es Tage,
da komm ich mir vor, als stünde ich alleine da,
wenn ich mich dann frage:

Wo steh ich eigentlich?
Niemand weiß, besonders nicht ich.
Meine Einsamkeit vergrößert sich,
und dabei merk ich nicht:

Dies ist ein Gefühl, von vielen geteilt.
Wir sind gefangen Tag für Tag,
wo wir einst haben verweilt
in der Welt, wo unser Zuhause lag.

Inzwischen kämpft jeder für sich,
geglückte Gespräche sind wie ein Pokal.
Nur wer probiert, macht's möglich,
und kann stellen den Preis aufs Regal.

An wenigen Tagen sind wir zusammen,
all jene, die kämpfen das ganze Jahr.
Alles wird federleicht und somit genommen.
Und wir sind da …

Dort wovon wir träumen, ein Ort der Magie.
Wo wir so sind, wie wir sind, Anderssein ganz egal.
Voller Liebe, Einfühlsamkeit, Harmonie,
Tausende Trophäen fürs Regal.

Und als die Stimmung leuchtet, sind wir vereint.
Es schwindet die Einsamkeit, lädt sich neue Energie.
Nichts ist, wie es scheint.
Mit Stolz und Zuversicht füllt sich die Batterie.

Ich danke meinen Freunden, die mir zeigen,
wo ich bin, dass ich nie allein,
dass wir gemeinsam Hügel besteigen
am Ort namens Daheim.

Original:

Home

In the course of the year
there are days
where I feel alone here
in so many ways.

And where is here, nobody knows.
Especially not me.
While my loneliness grows
and makes it hard to see:

That so many others feel the same.
Day by day we feel caught
in the world from where we came
where we once fought.

Now we battle someplace else, everyone by himself.
And every fruitful conversation
feels like a trophy on a shelf
if we try hard we can overcome the situation.

And some of these days we get together.
All those stuck in the struggle throughout the year.
The usual stones become the weight of a feather
and we are here ...

In the place we dream of
where magic happens, where we are ourselves
so much care and so much love
a million trophies for our shelves.

And as the spirit gleams
my loneliness fades with energy recharged.
Nothing is as it seems
my head held high, confidence enlarged.

Thanks to my friends who show me
where I am and that I'm never alone.
That together we can be
in the place called home.

Im selben Jahr dann setzte ich eine Idee um, die mir mal gekommen war. Ich organisierte zusammen mit Annemarie und
Ines aus der deutschen NF2-Selbsthilfegruppe ein Seminar
für eben jene. Thema: GfK, Ort: Tempelhof. Sowohl die
Vorbereitung als auch das Seminar selbst: Für mich war es
geradezu perfekt.

Die Wahl

2013 feierte ich mit Matthias, meinem Bettnachbarn von 2003, als ich meine Reise begann, unser 10-jähriges Jubiläum. Quasi. Er war damals auch diagnostiziert worden, inzwischen sind wir gute Freunde. Silvester 2013, – war das ein Jubiläum oder Bestehen? War es negativ? Doch, ein bisschen schon, aber wie war das noch mal mit der Selbstironie? Wir lachten jedenfalls drüber, super Anlass für eine kleine Feier, oder? Die Zusammenkunft, zu der noch ein paar andere kamen, war eindeutig positiv, die Stimmung einfach toll. Ich finde, es genügt schon, wenn zwei NF2ler zusammenkommen, um eine schöne Zeit zusammen zu erleben.

Ob ich mein Gehör denn vermisse, werde ich oft gefragt. Manche Ertaubte antworten glasklar mit „nein". So weit bin ich noch nicht. Klar vermisse ich es, jeden Tag. Jedoch glaube ich zu merken: Je mehr Zeit vergeht, desto weniger fehlt es mir. Es wird immer mehr zur Normalität, nichts zu hören. Aber grundsätzlich ist da dieser Verlust. „Macht es dich nicht wahnsinnig? Immer diese Stille?", werde ich gefragt. Nö, ich kann's eh nicht ändern, also warum rumheulen? Ist halt so. Ich kann nur versuchen, das Beste draus zu machen. Durch die Ertaubung habe ich viele tolle Menschen kennengelernt, und neulich Martin Luther Kings Worte gelesen: „Um die Sterne zu sehen, muss es dunkel sein." Was bin ich dadurch gewachsen, was habe ich lernen dürfen! Und meine Familie, was sind wir zusammengewachsen! Mit der bundesweiten Selbsthilfegruppe bekam ich gleich noch eine Familie, echte Menschen mit Herz. Hätte ich die gefunden, wäre ich gesund? Zu Beginn habe ich gesagt: „Ich fühl mich wie aus dem Leben gerissen." Viele Leute, damals als Freunde wahrgenommen, begannen Distanz zu wahren, bis auf ein paar. Ich schien den Halt zur Welt zu verlieren, in die ich gehörte, und damit auch meine Identität, bis nur noch dieser kleine Kreis inklusive der Familie da war. So konnte ich aber auch lernen, dass es nicht um Quantität geht, sondern um Qualität. Stets berufe ich mich darauf – in allen möglichen Zusammenhängen. In dieser verkleinerten Umwelt spüre ich besonders starken Halt und weiß nun die Beziehungen zu schätzen. Es waren nicht viele, die blieben, aber ich hatte Riesenglück. Meine Familie war immer für mich da. Hut ab vor all jenen, welche allein durch diese harte Phase am Anfang gehen. Inzwischen ist mein Umfeld gemischt aus Freunden von früher, Gehörlosen, Ertaubten, Hörenden, denen, die Gebärdensprache können, aber auch welchen, die nicht gebärden können, doch die sind eher die Ausnahme. Ich finde es ziemlich unmöglich, eine starke Freundschaft aufzubauen, wenn kein gemeinsamer Kommunikationskanal besteht, daher besteht der große Teil meines Umfelds aus Menschen, die zumindest die Grundlagen in einer Gebärdensprache beherrschen. Mit allen anderen kann ich leider nicht viel anfangen. Außer, sie lassen sich auf meine Bedürfnisse der Kommunikation ein und lernen ein bisschen Gebärden. Wenn nicht, sind sie unzugänglich wie für Hörende ein Ausländer mit einer anderen Sprache.

Besonders mit den Kindern meiner Schwester ist das hart, aber sie sind halt noch zu klein. Auch wenn ich natürlich die linguistische Entwicklung verpasse, vermittelt mir meine Schwester oft, was ich nicht mitbekomme, zum Beispiel die Äußerung meiner damals so um die dreijährigen Nichte: „Ich hab eine Ersatzbirne dabei, falls jemand Hunger hat."

Oder der Ruf meiner anderen Nichte in etwa gleichem Alter. Sie konnte den Buchstaben „Fr" noch nicht richtig aussprechen und sagte deshalb „S". Sie hörte die Pieselgeräusche in der Kabine nebenan und rief deutlich hörbar zu meiner Schwester: „Mami, die Sau hat Pipi gemacht!" Toll ist außerdem, dass wir den gleichen Humor besitzen, meine Schwester ist auch meine beste Freundin.

Für dich und deine Kinder

Hiermit seid ihr eingeladen,
auch wenn ihr anhabt bunte Kleider.
Das wird schon niemand' schaden,
doch rechnet mit Verfärbung leider.

Ob Pulver oder Flüssigmittel,
spielt keine große Rolle.
Bringt mit eure verdreckten Kittel,
ob Kaschmir, Seide oder Wolle.

Auch Tabs könnt ihr verbreiten,
doch versetz dich in ein Kind!
Und schon sieht's aus wie Süßigkeiten,
Erleuchtung kommt bestimmt.

Denkt dran, eure Socken zu markier'n,
seht zu, dass ihr auch nix vergesst.
Dann gibt's auch nix zu verlier'n
beim ersten deutschen Waschmaschinenfest!
April 2013

Im Allgemeinen mag ich Herausforderungen und das ist auch etwas, was mich vorantreibt. Wichtig finde ich auch, mir Ziele zu setzen, welche ich Projekt für Projekt angehe. Ich habe neulich das Zitat gelesen: „Humor haben nicht selten die Menschen, die eigentlich nichts zu lachen haben". Ich muss ein bisschen nicken, wenn ich an die Spaßvögel um mich herum denke, und wir Nf2ler sind eindeutig die Lustigsten.

Es gibt natürlich viele Wege, um zu kompensieren, ganz zu schweigen von denen, welche andere Betroffene für sich entdeckt haben. Ich habe meinen jedenfalls gefunden und fahre sehr gut damit. Humor empfinde ich als besonders tragend, vor allem die bereits erwähnte Selbstironie. Wenn ich nicht über mich selbst lachen kann, na dann Gut' Nacht! Wenn jetzt noch die Gesellschaft mitspielen würde ... Aber das ist zu viel verlangt. Ich lache trotzdem, wenn die Leute vergessen, dass ich nichts hören kann und mir ein Lied schicken: „Das musst du dir unbedingt anhören!" „Das wird schwer", antworte ich oder so ähnlich, dem anderen dämmert es und er schämt sich abgrundtief. Schade, dass man im Chat, wo solche Sachen passieren, das Gesicht nicht sieht. Ich würde mich kaputtlachen und tu es auch so schon bei der Vorstellung.

Solche kleine Ausrutscher hinterlassen natürlich ihre Wunden, an vielen Orten scheine ich anzuecken, wie oft kommt auf eine Mail zurück: „Rufen Sie doch einfach an." Wenn jemand auf dem Handy anruft, nehme ich das Gespräch an, spreche hinein „Bitte SMS, ich bin taub" und lege auf.

NF2 ist für mich also keine Behinderung, sondern ich werde behindert. Von großen Teilen der Gesellschaft, die keine Ahnung haben, der Staat macht es nicht besser. Wen soll es dann auch kümmern, wie man mit einer Person ohne

Gehör kommunizieren kann? Beim Arzt, nach der fünften Bitte, aufzuschreiben, was immer noch nicht fruchtet, wird weiter munter auf mich eingeredet. Dann überkommt mich die Lust, aufzustehen und zu gehen. Aber ich bleibe sitzen, mitgenommen habe ich zwei Worte. Der Rest des eigentlichen Gesprächs bleibt auf der Strecke. So nehme ich oftmals meine Eltern mit Dolmetscher-Funktion mit, denn der Arzt hat keinerlei Verpflichtung, Bedingungen zu schaffen, bei der eine gute Kommunikation gegeben ist, wie beispielsweise einen Gebärden- oder Schriftdolmetscher zu organisieren. Leider gehört das zum Alltag. Ich frage mich, was manche Menschen für eine Vorstellung haben, was es bedeutet, nicht zu hören? „Ach, aber du kannst doch Lippen ablesen?!", als wäre es eine Alternative zum Nichthören. Wäre es doch nur tatsächlich eine Kleinigkeit. „Haha, der war gut!", denke ich. „Nö, du?", will ich sagen, aber ich sage nur: „Nicht wirklich." Zackbumm! „Und jetzt?" leuchtet quasi auf der Stirn auf und blinkt wie wild. „Am besten, Sie schreiben auf", und ich hole meine ständigen Begleiter Stift und Block hervor. Dabei versucht der andere zu begreifen, dass nichts zu hören tatsächlich bedeutet nichts zu hören, scheitert aber brutal an der Vorstellung und degradiert mich wieder einmal zum schwer Geschädigten. Ich sehe förmlich, wie der andere geistig aufzählt: „Der kann das nicht, der kann dies nicht, der kann gar nix und ist auch noch dumm." Manche begreifen überhaupt nicht, was ich gerade gesagt habe und plappern munter weiter, als sei nichts, weigern sich, aufzuschreiben.

Manchmal komme ich mit blödem Nicken davon und ermahne mich dann: „Wenn du so tust, als ob, dann schadest du vor allem dir selbst!"

In England hingegen lernen Kinder immerhin schon in der Grundschule zumindest das Fingeralphabet. In Deutschland spiegelt sich dieses breite Unwissen dann auch in der Gesellschaft. Es gibt schon häufig komische Blicke, wenn da zwei Leute in der Öffentlichkeit miteinander gebärden, auch wenn es sehr oft wahrscheinlich bloß Neugier oder Faszination ist. Ist ja alles schön und gut, aber irgendwann reicht es dann auch. Wir Hörgeschädigte kommen uns nicht selten vor wie von einem anderen Planeten oder im Zoo.

Dass ich deshalb nicht sauer werde, habe ich ja schon gesagt. Aber ich bin nah dran; Frustration gehört mittlerweile dazu. Angesichts der Missstände ist es also viel mehr eine Herausforderung. Und dann ist da noch das Leben, das immer weiter geht, welch ein Geschenk!

Dieses Schicksal war keine Wahl. Mein Weg, damit zurechtzukommen, jedoch schon, und das ist wohl das Hauptelement, was ich stets zu bewahren versuche. Einfach fröhlich leben. Ist Glücklichsein nicht das, wonach alle Menschen streben?!

Die einstige Last meiner Seele entfesselte Stärken und Potenziale in mir selbst und in der Familie, von denen ich mir vorher nicht bewusst war, dass sie existieren. Ich kam mir vor wie die Steinpalme und so habe ich meinen Verlust zum Gewinn gemacht. „Wie machst du das?", werde ich gefragt. „Ich habe keine Wahl", sag ich dann und zucke mit den Schultern.

Am Tempelhof an einem Fenster stehend im Spätsommer 2014 ging ich mal wieder auf Reise, wenn auch nur für ein paar Sekunden.

Reise

Am Tempelhof gibt es einen Raum,
wo man etwas Besonderes erleben kann,
beim Betreten zu spüren kaum.
Am Fenster dann, die Sinne in ihrem Bann.

zunächst schimmern im Wind
rot die Geranien in ihrer Blüte voll.
Wie schön sie doch sind!
Ach, wie toll!

Der Blick geht über Hügel und Wiesen,
bis die Bäume das Ende markieren
mit ein paar wenigen Riesen,
die mit nackten Stämmen den Waldrand zieren.

Verschiedenste Grüntöne mischen sich,
die Kronen der Riesen greifen ins Himmelsblau
und entzücken mich.
Da wehen die Geranien lau,

doch nicht vom Winde, nein,
es schwirrt von Blüte zu Blüte
mit Flügelschlag schnell und fein
ein Taubenschwänzchen in voller Güte

und holt mich zurück,
dort wo ich begann
meine Reise ins Glück,
dort, wo ich loslassen kann.

Der Sinn

Viele Menschen beklagen, ein sinnfreies Dasein zu führen und fragen sich, was sie mit ihrem Leben anstellen sollen. Ich habe meinen Sinn des Lebens gefunden, denn obwohl NF2 mein Leben nicht definiert, so gibt es ihm doch einen Sinn. Auf gar keinen Fall ist es langweilig und hat mich zu dem gemacht, was ich heute bin.

Außerdem lebt man nur einmal, so banal es auch klingen mag. Ich lebe im Hier und Jetzt, warum also dem nachtrauern, was verloren ist? Eine Erkenntnis, die ich machte: Man kann sein Leben nicht planen. Dies zählt sowohl für uns mit NF2 – und ich glaube für jedermann. Weiter als ein bis zwei Jahre voraus plane ich inzwischen sowieso nicht mehr, erst recht nicht, wenn mal wieder eine größere OP ansteht. Wer weiß, was mir diese Krankheit noch alles bringt. Ist mir auch egal jetzt, das Leben ist geil.

Insbesondere an der zweiten größeren Operation hatte ich sehr zu knabbern. Nach dem circa zweijährigen Schnuppern in der Hölle und während des erneuten Bergaufstiegs lernte ich wieder eine Menge. „Und jetzt sind die Tumoren raus und es ist wieder alles gut, oder?", werde ich oft gefragt, nachdem jemand meine Story angehört hat. „Schön wär's", sag ich dann. Meine Tumoren im Hirn sind jetzt fast genauso groß wie zu Beginn. Aber wenigstens hatte ich jetzt mehrere Jahre Ruhe da oben, sie sind nicht weitergewachsen (außer eben während des Absetzens von Avastin), und dafür bin ich dankbar.

Natürlich fühlten meine Familie und ich uns am Anfang verloren, als wir plötzlich mit Stift und Papier kommunizieren mussten. All diese Einschränkungen ließen meine vertraute Welt zerbröseln. Hätte mir damals jemand gesagt „eines Tages wirst du stolz auf dich sein", dem hätte ich den Vogel gezeigt und ihn aus dem Zimmer gejagt. Dennoch ist es genau das, was ich manchmal anderen Frisch-Ertaubten oder Neu-Diagnostizierten sage. Meiner Meinung nach motiviert es: „Wenn der es geschafft hat, dann schaff ich das auch!" … so in etwa.

Nach ein paar Jahren jedoch begannen meine Familie und ich, den Spruch „Zeit heilt alle Wunden" zu verinnerlichen und zu verstehen. Die Zeit war zu Beginn hart und die geht wohl jeder von uns NF2lern durch. Nun, knapp zwölf Jahre später, würde ich eher sagen „NF2 hauchte mir Leben ein", erfüllte es mit Sinn. Oft bin ich in gewisser Weise auch dankbar dafür.

Als Segen empfinde ich die Erkrankung aber nicht, dafür ist sie ein zu großes Arschloch. Auch wenn sie so manche Türen aufstößt. Auf Spanisch ist Glück und Schicksal übrigens dasselbe Wort: „Suerte". Ist das nicht irgendwie schön?"

Die Entscheidung

Dann gibt es noch die bittere Realität. Stets muss ich mir natürlich die Frage stellen, wie es weitergeht. So gibt es ständig Gedanken, die mich seit Jahren immer wieder heimsuchen. Mit dem tückischen Wissen, dass ich nun mal große Tumoren im Kopf habe, welche auf den Hirnstamm drücken und auf keinen Fall wachsen dürfen.

So schleppe ich schon lang die schwere Entscheidung mit mir herum, zu handeln, wohl wissend, dass eine etwaige Operation nach hinten losgehen kann, wohl wissend, dass es auch besser werden kann, wohl wissend, dass dieses Abwägen vorher nichts bringt. Tausende von Fragen schießen durch den Kopf, ich vermag es mir nicht vorzustellen, was passieren kann. Soll ich, soll ich nicht? Kein Tag vergeht, wo ich nicht daran denke, meist ist es vor dem Einschlafen. Da stell ich mir dann diese zentrale Frage, jedoch kann der Gedanke jederzeit einschlagen. „Warte doch noch", flüstert mir eine Stimme zu, aber zu warten auf den richtigen Zeitpunkt scheint unmöglich. Was ist, wenn mein Schluckvermögen wieder so schlecht wird, dass ich wieder eine Magensonde brauche? Was ist, wenn ...? „Sehen wir dann", sage ich jetzt mit einer Leichtigkeit, wie ich sie vielleicht nie wieder haben werde, und breche genervt den Gedanken ab. Entweder meine Lebensqualität verbessert sich immens oder es wird einmal mehr nie wieder so wie vorher und sie verschlechtert sich. Will ich dieses Risiko eingehen? Jedenfalls können wir Menschen uns nur verbessern, wenn wir nicht zufrieden sind, oder? Mir ist wichtig, dass meine Familie sich wohl befindet in meiner Entscheidung für einen geeigneten Zeitpunkt, denn entschieden, ob große OP ja oder nein, habe ich mich eigentlich schon. Jedenfalls im Moment. 51 % zu 49 %, Tendenz schwankend. Nicht gerade einfacher macht es die ablehnende Haltung insbesondere meiner Mutter. Und ich verstehe das ja auch. Warum OP, wenn es mir so gut geht? Was haben sie gelitten 2008. Das Ganze noch mal? „Nein", sage ich, „das passiert nicht noch mal" und weiß es selbst nicht. Entscheiden, ob noch mal eine große OP oder nicht, muss am Ende ich.

Obwohl mir Avastin mehrere Jahre Zeit geschenkt hat, ist es keine Dauerlösung, das war mir schon im Vornherein bewusst. Es gibt bei der Anwendung bei NF2 noch keine Langzeiterfahrungen, aber die Tendenz ist: Es hört nach 6-7 Jahren auf, zu wirken. Da wäre ich jetzt ... Außerdem bedeutet es auch ständig Gift für den Körper und/oder steigende Nebenwirkungen.

Ich habe zurzeit NF2 unter Kontrolle, das heißt, ich habe den Luxus, überhaupt entscheiden zu können. Wollen wir warten, bis ich unter Druck entscheiden **muss**, da keine Wahl? Wir haben ja gesehen, was passiert, wenn die Tumoren auch nur ein bisschen wachsen. Es geht den Bach runter und nur mit viel Glück und Ungewissheit gibt es einen Weg zurück (Avastin erneut starten) – wenn überhaupt, und dann auch nur ein Stück. Wie bei der ersten Runde, als die Tumoren am kleinsten waren, haben wir in den Monaten des freien Laufens gesehen, dass weniger Druck auf den Hirnstamm eine Chance auf ein verbessertes Gleichgewicht bedeutet. Diesen Zustand wieder zu erreichen, ist mein großer Wunsch. Und hier liegt der Schlüssel dazu, der Professor/Chirurg meines absoluten Vertrauens hält ihn in der Hand.

Ich fühle mich außerdem mental bereit, körperlich auch fast, dafür möchte ich die nächsten Monate noch mehr nutzen, um mich körperlich vorzubereiten. Mit dem Meilenstein „Studium abgeschlossen" habe ich nun einen wichtigen Lebensabschnitt vollendet. Und gereist bin ich auch.

Der Professor ist kompetent, ich kenne noch keinen NF2ler, der in dem Zustand war, wie ich nach meiner zweiten OP in 2008. Klar, nicht zu vergleichen, aber die OP-Methoden sind heute auch sehr viel besser als vor sieben Jahren. Außerdem ist der Professor **jetzt** fit, vielleicht kommt die Chance nie wieder, wenn ich noch lange rumgurke, bis ich es durchziehe. Er sagte zum Thema „geeigneter Zeitpunkt", er warte auf mich. Vieles spräche dafür, dass wir uns unnötig verrückt machen.

Wenn auch kein Beweggrund für eine OP, sondern vielmehr eine kleine Hoffnung: Ich sehe eine kleine Chance auf etwas Hören per Hirnstammimplantat. Schlechter kann es mit dem Hören ja nicht mehr werden …

Außerdem möchte ich ja leben, ohne zu bereuen und Chancen nicht wahrgenommen zu haben. Vielleicht bereue ich diese Entscheidung aber auch, das ist mir klar. Ach, es ist sinnlos …

Aber ich frage mich: Wenn nicht jetzt bald, wann dann?

Es fällt mir schwer, mich endgültig dafür zu entscheiden, besonders basierend auf so wackligem Grund. Wer weiß schon, was kommt …

Fakt ist, ich habe jetzt Zeit, keine Schule, kein Studium, keine Arbeit (auf Wunsch). Ich möchte nicht, dass mein Vater wegfährt (er plant gerade eine große Reise nach seiner Pensionierung) und sich dabei unwohl fühlt. Auch nicht, bis ich eine eventuelle große Sache meinen Eltern nicht mehr zumuten möchte und kann.

Vor allem aber wünsche ich mir, diese andauernde Sorge loszuhaben, dieses Hin und Her. Ich wünsche mir Klarheit. Und wenn es danach hart auf hart kommt, dann soll es so sein. Wenigstens bin ich dann diese gottverdammte Entscheidung los und das über mir schwebende Damoklesschwert, erst recht, wenn die OP gut geht. Ob sie das wird, kann niemand sagen und das ist es auch, was mich zurückhält. Warum das Risiko eingehen?

Ich wünsche mir, dass ich in meiner endgültigen Entscheidung unterstützt werde und dass sie respektiert wird. Es war und ist nicht leicht. Sieben Jahre habe ich gebraucht, um sagen zu können: Für mich ist im Moment der ideale Zeitpunkt gekommen, wenn es ihn denn gibt. Vielleicht sollte ich mir nicht so viele Gedanken machen und einfach das Leben genießen. Ich versuche es.

Das als kleiner Einblick in den tagtäglichen Gedankenstrudel, in dem ich mich und meine Familie verfangen habe. Ein „Warum?", wenn wir das Thema streifen, genügt und wir stecken fest darin. Auch wenn ich schwer genervt bin, wenn meine Mutter wieder einmal mit dem „warum OP?" anfängt, so liebe ich sie doch über alles. Deshalb habe ich 2014 versucht, an ihrem Geburtstag in Worten das auszudrücken, was mir so schwerfällt, zu sagen:

Deutsche Übersetzung:

So viele Dinge

Wo fange ich an?
Versuche einfach zu folgen gen Süden,
auch wenn ich meine Gefühle nicht ausdrücken kann,
so siehst du der Vogelschwärme Flügel.

Und gehe ich auf Reise,
bin ich nie weit.
Denn mein Herz ist Zuhause
bei dir, und wähnt sich in Sicherheit.

Ohne dieses Wissen würde ich mich nicht trauen,
denn wer kann mit derselben Liebe und Pflege
meine Basis bauen?
Stattdessen spüre ich starken Halt auf all meiner Wege.

So viele Dinge liegen schon bereit
für mich, um sie aufzuheben.
Eines Tages hast du sie verstreut.
Du hast mir meine Ausrüstung gegeben.

So viele Dinge liegen auf dem Wege dort.
Herzlich sein, du meinst es immer gut,
Offenheit, Ehrlichkeit, Sprachen, Humor.
Noch viel mehr und gemeinsam ergeben sie meinen Mut.

Dafür danke ich dir zutiefst
und wünsche mir nur eins:
Dass du zufrieden mit dir bist
und es auch gut mit dir selber meinst.
November 2014

Original:

So many things

Where do I begin?
Can't put my feelings into words.
Just try to let it in
follow the southward swarming birds.

Whenever I'm away
you're never far.
In this case from the bay
'coz you are my star.

Without such strong foundation
I don't think I'd dare.
You're the one who built my station
with all your love and care.

So many things are only joy
because you paved the way.
Lined with tools to employ
for me to walk one day.

So many things I find,
open-mindedness, honesty, language,
strength, humour, being kind,
Together they form my courage.

For that I'm ever gratified
with a single flaw.
I want you to be satisfied
and celebrate your awe.
November 2014

Freiheit

Ende 2014 ging ich mal wieder auf Reisen, ich war mit meinem Rollator in San Francisco unterwegs. Ein Tag war ich im ehemaligen Gefängnis auf der Insel Alcatraz und fragte mich, wie sich das Erleben von Gefangenen und Ertaubten deckt? Irgendwo dort blieb ich vor einer Tafel stehen, auf der ein Gefangener äußerte: „Du weißt, da draußen ist die Freiheit, du siehst sie sogar. Kein Tag vergeht, wo du nicht von ihr träumst. Bist du eines Tages da, überkommt dich die Angst. Alles geht so schnell. Alle haben ein Ziel. Und ich? Wo pass ich rein?" Schon kam das nächste Grüppchen mit ihren Audioguides angelaufen und folgten den Anweisungen, die sie über ihre Kopfhörer bekamen. Ich muss ein komisches Bild abgegeben haben. Als Einziger ohne diese Guides, stattdessen mit Mappe mit „transcripts". Wenn ich diesen Automatismus sah, wie die Gruppen von Station zu Station liefen, fühlte ich mich anders. Besonders. Frei.

Wieder zur Tafel schauend, begannen gerührt und sehnsüchtig meine Emotionen mal wieder, Achterbahn zu fahren, während wie in Trance die Scharen von Touristen an mir vorbeizogen. Was blieb, war die Hoffnung. Ich hielt mich an ihr fest und mischte mich wieder unter die Leute. Denn an den Punkt, mir solche Fragen zu stellen, wo ich wieder hineinpasse, muss ich erst noch kommen. Irgendwann. Irgendwann bin ich wieder frei. Solange hole ich mir jedes Stück Freiheit, was ich kriegen kann, eben selbst. Durch Lesen wie die Insassen oder besonders gerne durch Reisen. Klar, allein zu reisen, ist irgendwie auch doof. Was mach ich hier? Niemand kennt mich, keiner kennt meine Geschichte und kennt somit meine Bedürfnisse nicht. So muss ich immer wieder bei jedem von vorne anfangen. „Ich bin ertaubt, bitte schreiben Sie auf, was Sie sagen". Die Reaktionen sind vielfach, selten haben die Menschen auch hier ein Konzept von Taubheit. Andere fangen an zu schreien, wieder andere hauen wieder ab, andere, die einfach weiterreden, kann ich nur belächeln und denke mir: „Hallo? Wer ist denn hier taub?" Es zu sagen, bringt nichts. Vielleicht wenn ich einen Gong mitnehme, wo ich dann drauf- haue? Gemeinsam haben sie alle eines: Sie sind überfordert. Doch es gibt auch sehr viele, die tatsächlich zu dem Stift und Zettel greifen. Einige reichen mir ganz perplex das Schreib- zeug dann zurück. „Oh je … " Dann halt noch mal: „Nein, **ich** bin ertaubt und verstehe nicht, was **Sie** sagen". Endlich fängt der andere an zu schreiben und reicht mir den Zettel. „War nicht wichtig", steht da drauf. „Toll", denk ich mir und weiß genauso viel wie vorher. Wer entscheidet eigentlich, ob ich etwas wichtig finde oder nicht? Oder interessant? Jedes Mal, wenn jemand den Mund aufmacht, möchte die Person etwas mitteilen, denkt, es ist erwähnenswert. Wieso habe ich kein Recht darauf zu wissen, was gesagt wurde? Andere sagen: „Du kannst sehr gut sprechen." Ich seufze: „Ja, danke, das hab ich als Kind gelernt, so wie du." Inzwischen kostet es viel Überwindungskraft, überhaupt einen Fremden anzusprechen, die Grenze zwischen mir und Unbekannten ist sehr groß ge- worden. Wie ein Krater fast schon, welcher sich ganz langsam immer mehr vergrößert. Selten gibt es aber auch Ausnahmen. Solche, die sich dann richtig um mein Anliegen kümmern, sich die Zeit nehmen, sogar mit mir mitgehen, um mir den Weg zu zeigen, oder Dinge für mich tun, die ich eigentlich

nicht erwarten kann. Oder sich voll auf Ungewohntes einlassen und sogar von selber darauf kommen, die Hände zu
benutzen, langsam zu sprechen oder was eben gut geht. Sie
begegnen mir mit Offenheit, Herzlichkeit und Toleranz. Ich
gebe das dann gerne zurück. Für solche lohnt es sich eben
doch. Es gibt sie. Überall.

Was das Erleben angeht, (ir)rational betrachtet, gehen circa
80 % an mir vorbei. Sprache, Dialekte, Akzente, Nationalitäten. Leute, die mich ansprechen, oder die ganzen Möglichkeiten, ins Gespräch zu kommen, Neues zu erfahren, die
akustische Kulisse und all die gescheiterten und nicht statt-
gefundenen Gespräche aufgrund der Kommunikationsbarrie-
re. Multipliziert man das mit den Informationen eines jeden
akustischen Erlebnisses und den verpassten Möglichkeiten,
wird die Liste immer länger. So finde ich mich zum Beispiel in
der Metro wieder, ohne Display, verdunkelte Scheiben, voller
Menschen und zähle konzentriert die Haltestellen, weil ich die
Durchsagen nicht hören kann. Blöderweise habe ich mich ans
Fenster gesetzt, wo ich wenig sehe. Aufstehen und den Fahr-
plan angucken geht nicht so gut wegen des Gleichgewichts.

Auch für viele Unternehmungen bin ich einfach nicht mobil
genug. Da muss ich passen. Zur Chinatown kann ich nicht hin,
zu steil. Geh ich halt ins Café und beobachte in einer Ecke
sitzend das Treiben. Da, wo mich keiner kennt oder beachtet.

Trotzdem, einsam bin ich nicht, nur alleine. Die verblei-
benden 20 % sind für mich wie 99. Wo sonst kann ich völlig
Unerwartetes erleben? Wo sonst bringe ich so viel Farbe in
meinen schwarz-weißen Alltag, füttere mein Hirn mit Ein-
drücken und unvergesslichen Erlebnissen? Wo sonst habe ich
die Gelegenheit, offene und hilfsbereite Menschen zu treffen,

die mir die Gelegenheit geben, aus meiner Komfortzone herauszutreten? Ohne irgendwelche Verpflichtungen kann ich mich auf die Dinge einlassen, so, wie sie kommen. Da ums Eck? Dort in die Bar? Da in die kleinen interessanten Laden mal reingucken? Mal schauen, warum nicht?

Pläne werden ständig angepasst, manchmal, weil es sein muss, so wie Chinatown. Manchmal habe ich mir zu viel vorgenommen, aber manchmal auch einfach, weil ich gerade Lust habe, doch noch in die Gasse zu gehen, um zu gucken, was da ist. Hat mich halt angelächelt. Hab ja die Freiheit, kann machen, was ich will, keinen juckt's. Viele gucken komisch, wenn sie den Rollator sehen mit aufgespanntem Koffer, mit einem jungen Mann dran, der läuft wie ein Besoffener. Viele wollen aber auch helfen, wenn ich denn mal Hilfe brauche. Hier eine Stufe, da eine Schwelle. Die Leute helfen mir, jedes Hindernis zu überwinden. So wird alles ganz leicht. Wenn sich mal eben wieder keiner kümmert, frag ich halt. „No problem!", und nach einem gegenseitigen Lächeln verschwindet die Person in der Menge.

Im Sommer war ich ja auch alleine in Katalonien. Es war toll, eines Tages nahm ich das Taxi an die kilometerlange Strandpromenade von Barcelona und wollte ein Stück bis zur Straßenbahnstation zurück zum Hostel entlangschlendern, mit vielen Pausen. Ungefähr drei Kilometer. Ich hatte mich übernommen, nach circa der Hälfte war ich platt. Es war auch ziemlich heiß. So nahm ich entkräftet das Taxi zurück zum Hostel, den nächsten Tag verbrachte ich dort, um mich auszuruhen. Dass ich mein gestecktes Ziel nicht geschafft habe, machte mir nichts aus, im Gegenteil, ich war froh, dass ich dort war. Es bedeutet mir sehr viel, ich gebe mich mit den kleinsten

Dingen zufrieden, sei es, in der Strandbar mein Essen auf Spanisch zu bestellen und die Kellnerin versteht mich beim ersten Mal, oder eine erfolgreiche Siesta mitten in irgendeinem Park. Was für ein Blick und endloser Strand. Und all die interessanten Menschen. Herrlich. Aber drei Wochen sind wirklich genug. Drei Wochen pausenlos neue Erlebnisse. Ich war sogar mal im Meer, mein Couchsurfing-Gastgeber, rund 100 km nördlich von Barcelona, mit einer Wohnung nicht weit vom Strand, zentral in einer Kleinstadt namens Roses („Couchsurfing.org" ist ein weltweites Netzwerk, bei dem man beispielsweise seine Couch anderen Reisenden als Schlafplatz zur Verfügung stellen kann) gab mir die Gelegenheit dazu, indem er mich festhielt, als ich breit grinsend zum Meer taumelte. Das Geräusch der Wellen, als wäre es nie weg gewesen, so nehme ich es wahr. Das Gehirn ist einfach Wahnsinn. Mein Spanisch wurde endlich so richtig auf die Probe gestellt, nur selten sprach ich Englisch. Unisono teilten mir Spanier mit, es sei sehr gut. Oder auf Gran Canaria, als mir der Kellner nach kurzem Wortwechsel die spanische Karte reichte, statt einer englischen oder deutschen. Ich freute mich. Und der Stolz meldete sich wieder. Ohne Gehör hab ich das gelernt!

Zukunftsmusik

Im April dieses Jahres erfüllte ich mir einen Traum: Zusammen mit meinem ertaubtem Freund René ging es nach Kuba, wo wir eine Rundreise machten. Es war wieder einmal ein einzigartiges Erlebnis. Was für eine Welt!

Vor dem Start noch bewaffnete ich mich mit vier kleineren Notizheften, in welche ich die Leute würde schreiben lassen. Gleichzeitig dienen sie als Erinnerung. Außer mit René in der deutschen Gebärdensprache sprach ich 20 Tage lang ausschließlich Spanisch. In einer Casa Particular in Trinidad, wo wir übernachteten, trafen wir eine Familie aus Deutschland und erzählten ein bisschen. Am Ende stand im Notizheft: „Ihr seid mutig!" Daraufhin fragte ich: „Können Sie Spanisch?" Sie schüttelten den Kopf. Ich sagte: „Ihr seid mutig!" So gehe ich eben woanders entlang. René bekundete schon im Flugzeug: „Das Gleiche, nur anders" was mir so gut gefiel, fast wäre es der Titel des Buches geworden. Am gleichen Tag noch ging es im Fahrradtaxi in die Innenstadt auf Tour, und wir sahen viel. Wir wurden zwar ordentlich geschüttelt, mit Rollator hätte ich das aber nicht geschafft.

Angekommen in Havanna vor der blauen Türe der nächsten Casa Particular mitsamt Koffern, kam die Besitzerin aus dem ersten Stock herunter und machte uns auf. Vor mir lag eine enge Steintreppe mit hohen Stufen. Die Koffer trug ein freundlicher Passant hoch, mir wurde geholfen. Einen Aufzug hab ich auch nicht erwartet ... Einmal oben, überlegten wir, was wir am nächsten Tag machen würden. Im Reiseführer stand von einer Route, die nicht so lang war und trotzdem einiges abklapperte. Laut Angabe in drei Stunden zu bewältigen. Wir knöpften sie uns für den ganzen Tag vor. Und schafften es fast komplett. Über kaputte Straßen und Pflastersteine ging es durch die Altstadt, in der ein ewiges Straßenfest zu steigen schien. So viele Menschen ...

Im sehr ländlichen Tabakanbautal Viñales, wo es mehr Ochsen und Pferde als Autos gibt, landeten wir mit unserer Casa Particular mal wieder einen Volltreffer. Die extrem liebenswürdigen Gastgeber zeigten uns die Region im blauen Lada, den man per Kurzschluss startete. So ging es mal wieder zum Karibikstrand und mit Hilfe ins Meer, wo das „Geräusch" der Wellen mich in seinen Bann zog. Zurück in einer der bunt angestrichenen Casas von Juanito und Maria, zockten wir Karten auf der Veranda und beobachteten, wie die Sonne hinter den Bergen verschwand. Dass die Casa auf einem Feldweg war, und alles um sie herum damit für mich eher unzugänglich, war mir total egal. Schließlich pulsierte das Leben vor meiner Nase. Guajiros (Tabakbauern) kamen von einem harten Tag der Arbeit zurück, auf Traktoren, Pferden und stets mit Gruß an uns Touristen. Schweine, Hühner, Katzen, Eidechsen spazierten abwechselnd durch den trockenen Vorgarten.

Zurück in Havanna, gingen wir mal wieder ins Restaurant. Wie so oft, spielte wieder irgendeine Gruppe Musik. Als sie am Ende um Geld baten, verkündeten wir: „Wir hören nix." Erledigt. Schon manchmal vorteilhaft. Und wieder in Deutschland fragte meine Mutter: „Bist du nicht traurig, dass du die Musik nicht hören kannst?" Ich sagte: „Klar, aber daran denke ich doch nicht dauernd, oder fahre deswegen hin?"

Stattdessen freue ich mich darüber, dass ich nun auf Spanisch kommunizieren kann. Ja klar, ich kann es nicht hören, na und? Ich kann es lesen. Es schreiben. Es sprechen. 3:1 für mich!

Mitgenommen aus Kuba habe ich vor allem eine Bescheidenheit, die Dinge zu wertschätzen, die wir hier im Westen haben, denn Kubaner, die haben nichts. Jedenfalls aus unserer Perspektive gesehen. In Kuba noch freute ich mich auf das, was kommen würde in Deutschland. Es stand mal wieder eine OP an, um störende Tumoren zu entfernen. Es war schon etwas komisch, das All-inclusive-Bändchen eines Hotels in Kuba eine Woche später gegen eins im Krankenhaus zu tauschen.

Auch wenn ich mich auf jene OP gefreut habe, Spaß macht keine Operation, und die meisten sind nicht ohne Risiko. Ich bin überzeugt davon, dass NF2 in fünf bis zehn Jahren heilbar ist. Und selbst wenn nicht, verglichen mit der Situation von vor einem Jahrzehnt, ist die Lebensqualität durch Erleichterungen im Alltag, wie Kommunikation per Smartphone, Internet und Co. für uns sehr gestiegen und so wird es weitergehen. Außerdem habe ich dann in dem Glauben gelebt, und das zählt, oder? Aber der Tag kommt, da bin ich mir sicher. Und wenn nicht, egal. Ich habe nie die Hoffnung verloren, mich aber auch nicht in ihr verrannt. Glaube trägt nun mal, egal in welcher Form. Manchmal stell ich mir vor, wie es wohl sein wird, wenn ich dies oder jenes wieder hören kann. Dann stell ich mir den Moment vor und fange fast das Weinen an, gerate ins Träumen mit weit aufgerissenen Augen. Wie ist das wohl heute, hören zu können, was hat sich getan seit …

Wäre NF2 nicht so selten, wäre die Forschung weiter, denn sie wäre profitabel. So geht es eben sehr langsam, aber wenigstens in die richtige Richtung. Am Ende geht es eben auch hier ums Geld.

Meine CD-Sammlung existiert jedenfalls noch. Mal sehen, jetzt spielt sie keine Rolle in meinem Leben. Aber es ist nun mal so, nicht nur der medizinische Fortschritt um Entwicklungen in der Gentherapie, Nerventransplantation noch bessere Medikamente als Avastin, sondern auch der technische hat viel mit uns vor, und ich sehe eine gute Zukunft. Das ABI, welches Höreindrücke vermittelt, ist auch noch nicht vom Tisch. Und dann … und dann … und dann freue ich mich auf den Tag in der Zukunft, an dem alles besser ist, und versuche gleichzeitig, am Boden zu bleiben – bei der Realität, denn zu viel hoffen, bedeutet auch eine Flucht vor dem Jetzt, in einer Situation zu leben, die es (noch) nicht gibt. Besser keinen Kopf machen. Aber solche Momente habe ich eben. Die Hoffnung stirbt zuletzt …

Das Jahr 2015 steht neben dem Upgrade des Körpers bei mir im Zeichen des Sports, eisern verfolge ich das Ziel, ohne Gehhilfe zu laufen. Im Herbst des Vorjahres habe ich dafür ein Fahrrad mit drei Rädern gekauft. Jetzt zum Frühjahrsbeginn, wenn die Sonne immer öfter lacht, fahre ich den Main entlang. Stets bemüht und mit frischem Wind führt Benedikt, Sohn der Webers und inzwischen guter Freund, die NF2-Selbsthilfegruppe zusammen mit vier anderen Betroffenen an. Wir arbeiten zusammen an Projekten zum Wohle Betroffener, tauschen Ideen aus, sammeln Spenden, und nicht zuletzt organisieren wir Treffen von NF2-Betroffenen und versuchen, uns ein bisschen aus der Isolation zu holen, mit der wir alltäglich kämpfen. So initiierte Bene den inzwischen jährlichen Sport-Event. Anfangs noch per Laufen beim Marathon, ist es inzwischen ein Triathlon, wo NF2ler und deren Freunde die Gelegenheit haben, sich auf dem Rad, beim Laufen oder Schwimmen zu erproben. Vor ein paar Jahren noch war ich zum Anfeuern dabei. Schlingel Bene besorgte mir einen Schlafplatz. Das war super. Bis auf die FC-Bayern-Bettwäsche!

Dieses Jahr hatte ich mir fest vorgenommen, den Triathlon mitzumachen und übte für mein Ziel monatelang – inzwischen schaffe ich die Radstrecke von 14 km – bis mir gesagt wurde, ich sollte lieber doch nicht an den Start, denn noch bin ich zu „langsam". Diese große Enttäuschung einsteckend, erkannte ich beim Triathlon selber, dass es vielleicht richtig so war. Also feuerte ich wieder von der Seite unsere Leute an. Auf meinem Dreirad, das ich vielleicht auch aus Trotz dabei hatte, vor allem aber, weil ich mich damit lieber fortbewege als zu Fuß. Ziel nicht erreicht? Dann halt nächstes Mal.

Klettern habe ich auch wieder angefangen. Während andere den ganzen Tag auf verschiedenen Routen mehrfach bis ganz nach oben klettern, geh ich mal wieder meinen Weg. Dreimal ein paar Meter hoch ist ein riesiges Erlebnis für mich. Ich glaube, es unterscheidet sich nicht groß zu dem, was „Normalos" empfinden. Oder doch? Bei mir ist noch eine Menge Stolz und Dankbarkeit dabei.

Beim Üben auf dem Rad sagte mir auch in Würzburg mein Schweinehund den Kampf an:

Der Schweinehund

Am Sonntag früh um neun
gingen meine Augen auf.
Und wie sollte es auch anders sein,
nahmen die Dinge ihren Lauf.

Langsam dämmerte es mir wieder:
radeln wollt ich heut.
Also raus aus dem Gefieder,
klarer Plan soweit.

Ich setzte mich auf und sah zur Seite
auf der Schulter sitzend, ne rote Figur.
Sie rief: „Bist du nicht müde? Wir wissen doch beide:
eingeschlafen bist du erst um zwei Uhr!"

Ich drehte meinen Kopf,
blickte links zur Schulter hin,
da saß ein kleiner, weißer Knopf,
hob ganz lieb sein Kinn.

Und sprach: „Schlafen kannst du dann,
was ist mit unserem Plan?
Wenn nicht jetzt, dann wann?"
Ich ließ mich fallen, kein Elan!

Noch lange stritten die beiden.
Ich hatte genug von dem Gezeter,
und musste mich entscheiden.
Ergebnis: sieben Kilometer!
Würzburg, Februar 2015

Warten

Monate später. Noch ist es nicht soweit. Aber fast. Denn ich habe mich entschieden, 100 %:0. Es steht diesmal also diese größere OP an. Psychisch ging es mir bis hin zu dieser Entscheidung nicht gerade gut, irgendwie ging es in den gefährlichen Strudel der Abwärtsspirale. Bis zu dem Tag, an dem ich das Thema OP wieder auf den Tisch zog und meinem Professor schrieb: „So, ich bin bereit." Ab da, merkte ich, schien die Strömung nachzulassen. Ich hatte endlich den Stöpsel gesteckt. Und nicht aus Frust, die Entscheidung für diese OP ist bewusst. So merke ich täglich mehr, dass ich diese OP will, eine große Unsicherheit scheint genommen und ich bin dabei, meine innere Ausgeglichenheit wiederzugewinnen. Fehlt noch das i-Tüpfelchen. Mal sehen, was danach ist, Hoffnungen sind groß, Träume umso größer, Erwartungen versuche ich jedoch wieder einmal gering zu halten. Bis zum OP-Termin heißt es: „Warten". Es ist keine schöne Zeit und ich fahre mal wieder die Achterbahn der Emotionen auf und ab, manche Tage bin ich schlecht drauf, andere sehr gut. Langsam schraube ich meine Aktivitäten zurück, wer weiß schon, was danach kommt. Sicherlich aber bedeutet die OP mal wieder eine große Änderung im Leben und ich muss mich erst mal erholen, wieder in die Spur finden. Vielleicht beginnt ein umso fröhlicherer Lebensabschnitt? Oder auch nicht. Jetzt, wo die Entscheidung gefällt ist, habe ich es aufgegeben, abzuwägen, immerhin. Es kommt so, wie es kommt. Und ich freue mich sehr darauf, ins Krankenhaus zu gehen und es einfach nur hinter mir zu haben!

Im Moment durchlaufe ich einen schönen Prozess, der mich zwar auch ankotzt. Ich darf aber auch wieder lernen, wertzuschätzen, was ich habe. Sehe, wie viele Menschen ich um mich herum habe, die an mich denken, denen ich etwas wert bin. Jeder Augenblick mit Familie und Freunden ist Gold wert, eine Zeit mit jemandem schöner als die andere. Umso bemerkenswerter ist es, dass es mir, abgesehen vom Emotionschaos, insgesamt gerade so gut geht wie selten. Sogar so sehr, dass es Familie und Freunde, ganz besonders aber Annemarie, schaffen, meine Gedanken an die OP abzulenken und mich zum Lachen bringen. Ein tolles Ereignis jagt das nächste und jedes ist besonders. Das Wiedersehen mit Manuel, gemeinsames Kochen mit Alex, Matthias und Co., Angeln mit meinem Bruder, Lachen mit meiner Schwester, ein Besuch in Freiburg bei Sebbo, ein tolles Wochenende mit Annemarie am Tempelhof, jede Sekunde mit meinen Eltern und noch viel mehr.

Beim vermeintlich letzten Mal Klettern in der Halle vor der OP stellte ich einen neuen persönlichen Rekord auf und erreichte mein Zwischenziel. Dreimal schaffte ich es bis ganz nach oben. Dem ständigen Abrutschen wegen mangelnder Koordination in den Beinen begegnete ich mit Kampf und gab nicht auf. Niemals. Immer weiter. Eine geniale Übung für Kraft, Koordination, Gleichgewicht aber vor allem psychisch ein äußerst motivierender Sport. Probleme werden gelöst, Möglichkeiten entdeckt, ungeahnte Kräfte freigesetzt. Und nicht nur mir tut es gut. Mein Vater, der mich jedes Mal absichert, stand unten, und seine Freude und Stolz war ihm anzusehen. Nach dem dritten Mal war es aber genug. Ich wusste, der Muskelkater war im Kommen.

Als eine Art Kalender habe ich jetzt eine Schatztruhe – „memory box", voll mit Erinnerungen. Postkarten von Freunden, Eintrittskarten, Briefe, Fotos, Kalender, Notizblöcke, vollgeschrieben über die verschiedensten Begegnungen, ich weiß nicht mehr, wo. Jeden Morgen nehme ich drei solcher längst ins Unterbewusstsein abgetauchten Erinnerungen hervor und bin nicht selten gerührt darüber, wie lieb Freunde waren und sind, was ich mal gemacht habe, wo ich war. Viele Dinge werden unwichtig, andere umso wertvoller, so, wie das Leben selbst. Vielleicht ist diese Warterei doch eine wichtige Zeit …

Wie meistens in so ungewissen Zeiten wie jetzt öffnen sich viele Türen, viele Möglichkeiten, entstehen sogar Träume, und ich fange mit einem Leuchten in den Augen wieder fast an zu schweben, in Richtung Teufelskreis des Glücks. Aber nur fast, wohl wissend, dass ich bald ganz schön weit davon entfernt sein werde. Nerven heilen nun mal extrem langsam.

Und klar, jetzt mehr denn je drehen sich die Gedanken um den Ausgang der OP, eigentlich gibt es nur noch ein Thema, das mich bewegt. Dazu gehört auch der Gedanke an ein Lebensende. Auch wenn ich es mir nicht so vorstellen kann, so jagen mich auch Zweifel, ob es die richtige Entscheidung war. Habe ich mich entschieden, mein Leben zu beenden? Ein Testament ist jedenfalls am Entstehen. Warum auch nicht, zum Leben gehört nun mal der Tod und jetzt ist ein guter Zeitpunkt dafür, eines zu schreiben. Ich glaube jedoch nicht, dass dies eintreten wird, und auch wenn ich mal wieder mit Todesangst zu tun habe, so bin ich ziemlich überzeugt davon, dass es gut gehen wird. Irgendwie macht es Spaß, zu bestimmen, was mit mir, meinen Sachen geschehen soll, besonders aber die Planung meiner Abschiedsfeier. Nicht gerade lustig, aber komisch, geradezu amüsant. Erstaunt stelle ich gerade fest, dass ich neben der Zeit der Ungewissheit und Anspannung ziemlich glücklich lebe.

Leben

Jeder Anfang hat ein Ende.
Dazwischen ist der Sinn.
Es geht zum Ziel, mal Weiche oder Wende,
doch Ende heißt auch Neubeginn.

So, wie der Sonnenaufgang, so hält es Treue.
So fängt das Leben an,
geht weiter, beginnt aufs Neue
und zieht uns in seinen Bann.

Und unsre Zukunft gestalten wir selbst,
jeder für sich und alle zusammen.
Wir leben alle in der gleichen Welt.
So, wie wir sind, so wird es kommen.

Und jede Entscheidung, jede Wahl.
Egal was kommen mag.
Soll so sein, jedes Mal.
Wir dürfen leben, Tag für Tag.

Jedes Menschen Art zu leben
kann Schlechtes heißen oder Glück.
Für alle, denn alles hängt zusammen.
Nichts ist Zufall, doch alles kommt zurück.

Senden wir also Liebe aus!
Liebe an den Planet und jede Person.
So wird er stärker, der Lebenskreis.
Ein jeder weiß: Wertvoll ist das Leben schon!

Als ich vier Jahre alt war, habe ich noch keine Erinnerungen gesammelt. Ich spielte aber schon Theater. War wohl eine Initiative meines Kindergartens gewesen. Fast überhaupt nicht kann ich mich an „Frederick die Maus" erinnern, trotzdem war es wohl prägend, denn der Inhalt dieser Kindergeschichte, jetzt, 25 Jahre später, passt einfach. Während andere Mäuse der kleinen Mäusefamilie arbeiten, Körner sammeln, lehnt sich Frederick stets zurück, so scheint es. Jedes Mal antwortet er auf die Frage, warum er nichts tut, er sammle Worte, Sonnenstrahlen oder Farben. Als dann der Winter eintrifft und die Vorräte aufgebraucht sind, erzählt er den Mäusen von den bunten Wiesen, von der Wärme der Sonne und erzählt Gedichte. Den Mäusen wird ganz warm in ihren kleinen Mäuseköpfen. So wie Frederick, geht es mir auch. Ich bin nämlich sehr faul. Ach, und Worte sammle ich ja auch, wie ihr Leser gemerkt habt. Aber gedichtet wird nur ab und zu. Ganz wichtig ist mir der Wortwitz im Alltag. So merke ich, dass es mir gut geht, vor allem daran, dass ich dann Wortspiele im Kopf habe. Jedes Wort, jeder Satz wird von mir so verwandelt, dass etwas Blödes entsteht, besonders gern mit Mischformen aus Englisch und Deutsch. Und meine Mutter lacht jedes Mal, das ist wie eine Belohnung.

Am Tempelhof verbrachten Annemarie und ich ja ein schönes gemeinsames Wochenende. Als sie weiterzog, lachte die

Sonne den ganzen Tag und ich sammelte ihre Strahlen. Am Abend fragte ich Inna, Pascals Partnerin: „Wie findest du Annemarie?" Zurück kam nur ein Wort: „Sonnig". Selten war ich so sprachlos. Ich fand es eine perfekte Beschreibung."

Dann war es soweit. Ich packte mal wieder meine Koffer und ging ins Krankenhaus. Im Eingangsbereich stand die altbekannte Storchfigur, die immer die Namen der Babys anzeigt, die am heutigen Tag geboren wurden. Auf der Tafel stand im Ernst „Heute angekommen:" Unter anderen Namen stand da „Frederik", genauso geschrieben wie mein Name. Grinsend ging es weiter auf Station unter bekannten Gesichtern.

In Erfurt war es wunderschön. Mein Vater war dabei, es ging entweder zum Italiener, Chinesen oder es gab gutbürgerlich Deutsch zwischen Erfurt und Weimar. Dass der Gasthof „zur Sonne" hieß, brauche ich gar nicht erwähnen. Während dieser Tage strahlte die tatsächliche Sonne permanent. Wir gingen am vorletzten Tag vor OP-Termin in den EGA-Park, ein riesiges Gartengelände und dachten erst, es wird wohl nicht so viel zu sehen geben, denn es war ja Herbst. Pustekuchen! Tausende von Dahlien in jedem Farbton begrüßten uns und die Bäume überall: herbstlich bunt zwischen Grün, Gelb und Rot, und ich frage mich immer wieder, wie viele verschiedene Farbtöne das wohl sind. Schon die Fahrt auf der Autobahn auf dem Hinweg war ein einziges Farbenspektakel gewesen und die Fahrtzeit verging im Nu. Da waren sie also. Die Farben. Ich hatte alles eingepackt und gesammelt. Die bevorstehende harte Zeit konnte kommen. Aufgeregt war ich während dieser Zeit nie. Ich hatte gute Laune, unter die sich Ärger mischte, der stets schnell verpuffte. Alles unwichtig. Die

Tage vor der OP setzte ich mich mal wieder in den Rollstuhl und das Leben entfernte sich. Ich schien auf einer Mission zu sein und nicht dazuzugehören, das spürte ich besonders auf dem Erfurter „Oktoberfest". Egal, das Warten schien vorbei und ich war glücklich darüber. Ich tat alles dafür, fit zu sein, sodass mein Vater stolz über meine hygienischen Aktivitäten war; das MRT vom Aufnahmetag jedoch zeigte den Rest der hartnäckigsten Nebenhöhlenentzündung, die ich je hatte. Ein bisschen war noch da. Dazu kam, dass mein Chirurg sich selber nicht so fit fühlte. Am Abend vor OP dann: Verschoben um eine Woche, ich sollte auf Station bleiben. „Na, eine Woche schaffst du auch noch", dachte ich. Klar, kurz war ich darüber enttäuscht. Aber nur sehr kurz, schnell merkte ich, es war eine sehr gute Entscheidung, denn diese Entzündung wurde nicht besser, und wieso ein Risiko eingehen? Wir brauchen uns beide bei 100 %. Die Woche verging und ich sollte wieder Antibiotika nehmen. Damit war die OP erst mal vom Tisch und zwei Monate später ein neuer Termin gemacht. Macht mir irgendwie nicht so viel aus. Und jetzt? Freunde besuchen, vielleicht ein bisschen reisen (eher weniger), Buch veröffentlichen, aber vor allem: weiter warten. Dieses Warten nagt und zehrt an meiner Energie. Ich möchte jetzt bloß nicht in ein Loch fallen und stattdessen Beschäftigungen finden. Eine Liste mit Ideen und Plänen dafür ist gemacht. Mir kommen Ideen für Reisen. Und im Dezember 2015 endlich OP.

Und dann, wenn ich mich erholt habe? Wie geht es weiter? Keine Ahnung! Vielleicht nach Mexiko reisen? Ich dachte an den Strand letzten Sommer in Roses und meine Bleibe dort. Scheinbar gab es auch dort mal Wolken und sehr selten sogar ein bisschen Regen. Eines Morgens schaute mein Gastgeber aus dem Fenster und sagte mit verzogener Miene: „Today is not a beautiful day."

„That's OK", antwortete ich, „my day is beautiful every day." Er lächelte.

Perspektivwechsel

Auf den folgenden Seiten schreibt meine Familie ein paar Worte aus ihrer Sicht.

Mami

September 2003. Als Frederik und ich plötzlich zu unserem ersten Termin vor den Toren der Neurochirurgie standen, dachte ich, wir seien im falschen Film. Es war gruselig. Was für ein komisches Gefühl im Magen. Eine komplett neue Welt. Und als ich noch später erfuhr, was sich dort an menschlichen Schicksalen abspielt, wünschte ich mir nichts mehr, als dass ich schnell mit einem Zauberstab durch die Luft wedeln könnte und alles wäre schnellstens weggeblasen. Es war aber leider alles Realität.

Doch in den Jahren mit drohender Ertaubung bis zum kompletten Ertauben wurden die Scherben unserer zusammengebrochenen Welt langsam wieder zusammengeklebt. Traurig macht mich immer noch die Vorstellung, dass er kein Vogelgezwitscher mehr hören kann, kein Wasserplätschern, keine Musik! So sehr, dass es mir selber schwerfällt, solche Sachen zu genießen und ich die eine oder andere Träne vergieße.

Auch für jede kleine Veränderung, wie beispielsweise eine SMS aus der neuen Schule in München, „mummy, my voice is going crazy" (Mami, meine Stimme spielt verrückt), suchte ich zunächst einen plausiblen Grund: „Na, Du hast keinen Anorak angehabt. Es war eiskalt am Bahngleis. Wo war dein Schal?" Schwer, nicht nervös zu werden ... Später kamen dann noch größere Veränderungen, nicht nur körperliche.

Dass alles wieder so werden könnte wie davor, daran denke ich heute nicht, sondern lerne, den Moment zu genießen. Das haben wir wahrscheinlich alle aus diesen Jahren gelernt.

Alles besserte sich jedoch und heute schlagen wir uns mit dem praktischen Leben herum. Zum Beispiel mit der mangelnden Barrierefreiheit, die man überall erlebt. In Würzburg gibt es keine Aufzüge am Bahnhof, stattdessen wird der Brunnen saniert. Vom Bahnhofstunnel zum Gleis fühlt kein Bahnangestellter sich gemüßigt, beim Hinaufschleppen des Rollators oder Koffers zu helfen. Stattdessen wird zugeschaut. Solche Ereignisse aufzuzählen, besonders bei der Bahn, würde eine lange Liste ergeben.

Von mangelnden Untertiteln in Kinos und Fernsehen (sogar in der HNO-Klinik!) ganz zu schweigen. Die Diskriminierung überall, die Entwürdigung und Demütigung durch nicht sensibilisierte Sacharbeiter und andere Menschen, die nicht mit Anderssein umgehen können. Ich erinnere mich an das Angebot vom Metzger, Frederik ein Stück Gelbwurst zu reichen ... Gott sei Dank konnte ich das abwenden, bevor der erwachsene Frederik das mitkriegte und im Boden versunken wäre, rot vor Scham oder wütend.

Dasselbe mit einem Lutscher in einem Restaurant. Wie fühlt sich da eine Mutter! Ganz zu schweigen von den andauernden Kämpfen mit den Krankenkassen. Das alles macht das Leben besonders schwer und ich fühle mich machtlos und traurig. Eine ganze Menge neuer Erfahrungen machen wir also durch. Sie machen uns aber auch immer stärker, die Familie wird solidarischer. Wir kämpfen immer mehr mit.

Wir merkten, dass neue Türen sich öffneten (durch dich, Anne Bouwmeester, durch dich, Erika Bogar, durch dich, Nicola, durch dich, liebe Brigitte) – für Frederik, für uns. Mit neuen Kräften und vor allem durch Frederiks wahnsinnig starken Willen und Kämpfergeist marschierten wir weiter.

Wir versuchten, die Gebärdensprache zu erlernen. Allerdings ist das nicht so einfach. Ich bin noch nicht fähig, jedes gesprochene Wort im Raum zu gebärden und muss mich sehr konzentrieren, selber zu verstehen, was gesagt wird. Deutsch ist auch nicht meine Muttersprache, und die Leute sprechen so schnell, nuscheln oder es gibt zu viele Hintergrundgeräusche. Und da schau her, ich diskriminiere ihn selber! Viel zu oft! Ein furchtbares Gefühl. Es wäre halt nur fair, ihn nicht auszugrenzen. Das finde ich sehr zeitaufwendig und nervenaufreibend. Ich stelle mir vor, für ihn ist es ungefähr so, wie das Gefühl, wenn man selber von Japanern umgeben ist, und kann nur ein bisschen verstehen und mitreden. Oder überhaupt nichts. Aber wir lernen immer weiter.

Jeder hat sein Päckchen zu tragen, lernte ich mit den Jahren, es ist das Leben. Er hat nie Verbitterung gezeigt, nie gefragt „warum ich?". Und geht demütig durch die Welt. Stolz bin ich, dass es ihm gelingt, viele Leute zu vernetzen. Dass er Brücken baut, ob durch ehrenamtliche Gebärdenkurse oder zum Beispiel durch seine Arbeit in der Selbsthilfegruppe. Auch in England hat er geholfen, eine Gruppe aufzubauen, die NF2ler zusammenbringen soll. Er fungiert als Multiplikator.

Frederik besitzt einen Dickkopf und ist äußerst willensstark und das ist wahrscheinlich noch ein Grund, weshalb er so viel erreicht. Durch Kuba mit Koffer auf dem Rollator, wer traut sich so was?

Das Leben mit ihm ist ganz schön abenteuerlich. Vor dem Rollator ist inzwischen das neue Dreirad die beste Anschaffung. Letzte Woche musste er sehr mühsam eine alte Hintertreppe beim Hausarzt hochstolpern (barrierefrei natürlich = Arztpraxis!), da sagten zwei gesunde, gelangweilte Jugendliche, auf der Treppe sitzend, "cooles Rad, Mann". Natürlich hörte er das nicht, aber ich war dabei und konnte mit Stolz und einem Lächeln für ihn gebärden. Auch sie konnten sich eine Scheibe von Frederiks positivem Leben abschneiden.

Eine Anekdote möchte ich erzählen, um zu beschreiben, mit was für einem Kerl wir es zu tun haben: Besuch bei der Schulpsychologin, erste Klasse: „Tja, Ihr Sohn ist sehr speziell, wir haben eigentlich zwei Frederiks." Ich sage: „Na ja, er ist doch Zwilling." Im Juni geboren. Am Feiertag. Nicht mehr Feiertag. Alles ist zweifach bei ihm: zwei Eltern, zwei Geschwister, später zwei Nichten, inzwischen zwei Rollatoren, zwei Dreiräder, sogar zwei Tumoren. Als Gartenanfänger dieses Jahr nur zwei Auberginenfrüchte, zwei Paprikas. Ja, sogar die Erkrankung heißt „Typ 2". Titel seiner Uniarbeit, „Zwischen den Welten", hörend, nicht hörend. Ein Fuß in England, ein Fuß in Deutschland. Und Worte, seine große Liebe, die kann er alle in Englisch und in Deutsch. Und was für ein Spaß, seine Spielerei mit Doppeldeutungen!

Doch er selber hat wenig Schwierigkeiten, Sachen zu entscheiden. Er weiß ziemlich genau, was er will. Eigentlich haben wir alle zusammen mit ihm als Familie gelernt, dass das Leben viele offene Türen hat und nicht nur zwei. Und das ist spannend. Das ist „Frederik life", wie wir so oft sagen.

Ein großes Thema ist meine ständige und steigende Angst. Dieses Feedback habe ich oft von meiner Familie erhalten. Ich weiß nicht, ob es mit der Erkrankung von Frederik zusammenhängt, aber oft geht diese Angst von Katastrophengedanken aus, die es mir schwer machen, einen guten Schlaf zu finden. Manchmal habe ich den Wunsch nach einem Life-coach, der mir hilft, mit meinen Fantasien besser umgehen zu können. So eine private Frau Kallwass wäre toll.

Die schlimmste Zeit für mich war die nach der zweiten OP,

als Frederik wirklich um sein Leben kämpfte. Die Zeit, in der er ohne sprechen, essen oder hören zu können, im Krankenhaus lag. Von damals habe ich vermutlich ein leichtes Trauma mitgenommen, das ich heute noch mit mir herumtrage. In manchen Situationen, wo er sich verschluckt oder hustet, kommen diese Bilder und damit meine Angst wieder sehr stark hoch.

Ein weiterer Punkt, der mich belastet, ist, dass ich glaube, meinen Kindern zu viel zuzumuten. Ich denke, durch meine Unsicherheit, meist bezogen auf Frederik, nerve ich sie und treibe sie von mir weg. Ich weiß nicht recht mit so einer Extremsituation umzugehen. Und für mich ist es immer noch eine extreme Situation. Täglich bin ich mit der Krankheit meines Kindes konfrontiert. Und das immerhin seit über zehn Jahren. Mein Hausarzt und andere betroffene Eltern bringen immer wieder die Idee einer Kur aufs Tablett. Vielleicht wäre das tatsächlich mal was …

Was mich damals besonders traurig gemacht hat, ist, dass ich das Empfinden hatte, er habe ein paar wichtige Jahre verpasst. Seine Pubertät, das gedankenlose Feiern mit Freunden und was man als Jugendlicher halt so macht.

Was mir wirklich viel geholfen hat in den schweren Zeiten, sind meine vielen tollen Freundinnen, die mich immer wieder aufgebaut und mir Kraft gegeben haben. Mit ihnen mein Leid, meine Trauer und Angst teilen zu können, hat mich sehr unterstützt und tut es auch jetzt noch.

Inzwischen habe ich gelernt, besser mit den Bildern umzugehen und dafür mehr und mehr den Moment zu leben. Die Gedanken an die schlimme Zeit bedrängen mich nicht mehr so sehr.

Papi

Meine Begleitung als Vater von Frederiks Weg mit der Krankheit Neurofibromatose Typ 2 seit September 2003.

Wenn ich an den Sommerurlaub in Cornwall im August 2003 zurückdenke, als Frederik anfing, merklich schlechter zu hören und des Nachts auf dem Campingplatz beim Weg zum Toilettenhäuschen in Schlangenlinien lief, dachte ich zuerst, dass er eben in der Pubertät ist, nicht mehr so viel von den Eltern zu hören bekommen will und vielleicht auch den Alkohol entdeckt hat. Zurück in Würzburg, gingen wir zum HNO-Arzt, der den Pfropfen im Ohr entfernen sollte. Doch weit gefehlt in dieser Annahme, es sei nichts Wildes. Am Ende stand die Diagnose fest: Neurofibromatose Typ 2.

Erst mal erkannte ich die Tragweite dieser tückischen Krankheit nicht, denn wenn man ins Krankenhaus geht, wird dort etwas gemacht und man kommt in der Regel wieder gesund heraus. Doch bei NF2 ist es eben ganz anders. Ich brauchte ein Jahr, um diese Krankheit und unsere neue Situation zu begreifen und vor allem zu akzeptieren. Ich zog mich ziemlich zurück aus der Gesellschaft und konnte einfach nicht mehr die Geschichten anderer hören, die mir zur Beruhigung oder Anteilnahme irgendeine Krankengeschichte aus ihrer Umgebung erzählten oder einfach, aus meiner Sicht, von banalen Problemen aller Art berichteten. Auch verurteilte ich die „Freunde", die sich abwandten von uns, und bewertete dies als persönliche Beleidigung. Bis ich nach einigen Jahren verstand, dass diese Personen einfach nicht mit Krankheiten umgehen können, und dies nichts mit mir oder uns persönlich zu tun hat. Nach der ersten Operation am Akustikusneurinom links wurde eine Rehamaßnahme empfohlen. Bei dieser Maßnahme am Bodensee stellte sich bei Frederik komplette Taubheit ein, sodass wir nur noch schriftlich kommunizieren konnten. Wir mussten auch feststellen, dass die Reha ihn nicht weiter brachte und eher eine psychische Belastung darstellte, da er sich plötzlich in einer Umgebung von Schwerstbehinderten und auch geistig behinderten Personen befand, wo er nicht hingehörte. Nach meinen vergeblichen Versuchen, aus der Ferne geeignete Maßnahmen zu ergreifen, entschlossen wir uns, Frederik kurzer Hand zu entführen und ihn zu Hause in die HNO-Klinik zu bringen. Für diese Entführung stand meine Frau Schmiere vor dem Schwesternzimmer, während ich Frederik und seine Sachen ins Auto packte.

Eine große Wende im Laufe der Jahre kam dann 2008, als die zweite große Operation an dem linken Akustikusneurinom anstand. Nach dieser Operation begann ein fast sechsmonatiger Kampf, von der Intensivstation auf Halb-Intensiv bis hin zur Pflegesituation zu Hause, in der sich Frederiks Gesundheitszustand extrem schleppend verbesserte, wenn überhaupt. Für mich begann dann so richtig das mühsame Erlernen der Gebärdensprache bzw. erst mal zu begreifen, dass es einen Unterschied zwischen den sogenannten gehörlosen Personen gibt, die von Geburt an taub sind, und den Personen, die später durch Unfälle oder Krankheiten, wie bei Frederik, ertaubt sind. Ich besuchte Kurse bei der VHS und bekam sogar eine Ausnahmegenehmigung, an einem Wahlfach der Sonderpädagogen an der Universität in Deutscher Gebärdensprache (DGS) teilzunehmen. Schnell musste ich feststellen, dass mir das Lernen in meinem Alter um die 50 nicht mehr so leicht fiel wie den 20-jährigen Studenten. Besonders schwierig an der DGS ist die eigene Grammatik und Satzstellung sowie das

Schriftsystem, welches Hinweise auf Gestik und Mimik enthält. Eigentlich ist die DGS, da sie nicht auf Deutsch basiert, auch nicht das Richtige für unsere Situation mit Frederik, der ja bis zum 17. Lebensjahr hörend aufgewachsen war. Um nur ein Beispiel zu geben: nachfolgender Satz in der deutschen Lautsprache (LS) und in DGS. LS: „Gib mir bitte das Glas." DGS: „Glas geb" (mit entsprechender Gestik, dass ich das Glas möchte und nicht weggebe, sowie zusätzlicher Mimik für eine Bitte). Frederik erwartet nicht, dass ich plötzlich so mit ihm rede. Deshalb sind für unsere Situation nur die Lautsprache begleitenden Gebärden (LBG) notwendig, also nur die Handzeichen und Bewegungen der DGS, mit deutscher Grammatik und Satzbau. Ich kämpfe nach wie vor damit, mir die vielen Zeichen zu merken, und als Frederik über vier Jahre in England studierte, habe ich vieles wieder vergessen. Oft kommt es hierdurch auch zu Missverständnissen und endet in Ärger und Frustration auf beiden Seiten.

Zurück zur Reha nach der zweiten großen Operation: Die Zeit nach der abgebrochenen Reha von vier Monaten stellte für unsere Familie eine besondere Herausforderung dar, denn jetzt mussten wir die Pflege übernehmen. Ohne große Kenntnisse hierfür und auch mit äußerst wenig Hilfe von Ärzten, Verbänden und Organisationen hatten wir einen Pflegefall der Stufe 3 zu Hause. Nicht selten jagte uns irgendein Piepsen von Pumpen oder sonst was aus dem Bett, die Magensonde zum Beispiel lief Tag und Nacht. Wenn da mal der Schlauch abgeknickt war … Wenn Frederik sich mal wieder verschluckt hatte, mussten Absaugkatheter durch die Luftröhrenkanüle in die Lunge geschoben werden, um das, was für den Magen bestimmt war, wieder aus der Lunge zu holen, damit eine gefährliche Lungenentzündung vermieden werden konnte. Der Notfall trat natürlich meistens dann ein, wenn die ambulante Pflegeschwester, die täglich für 30 Minuten anwesend war, gerade nicht da war. Nach drei Monaten gaben wir die Idee auf, die Pflege selber zu meistern, als wir durch einen Zufall von der Möglichkeit erfuhren, dass wir Anspruch auf einen Intensivpflegedienst hatten. In dieser Zeit reduzierte ich meine Tätigkeiten an der Fachhochschule auf 70 % mit entsprechendem Lohnabzug und konnte später sogar einen Telearbeitsplatz zu Hause einrichten. Das war ein Glücksfall in dieser Situation, so viel Verständnis und Entgegenkommen vom Arbeitgeber zu erhalten, denn sonst wäre diese Herausforderung nicht zu schaffen gewesen.

Das häusliche Umfeld in unserem schnuckeligen Haus an einem relativ steilen Südhang erwies sich zunehmend als ungeeignet für die Betreuung eines Pflegefalles. Enge Stufen, zu enge Türen für einen Rollstuhl und immer wieder Hindernisse, wie hohe Türschwellen zu den Zimmern oder auf die Terrasse. Und lediglich zwei Treppenstufen in den Garten hemmten jede Wiedererlangung von Selbstständigkeit für Frederik und bedeuteten auch hier großen pflegerischen Aufwand. Wir entschlossen uns, eine Wohnung in der Stadt zu kaufen, die wir gerade noch so umplanen konnten, dass sie behinderten- und altengerecht ausgeführt wurde, da sie sich noch im Bau befand. Da diese Krankheit so unberechenbar ist, haben wir jetzt immer die Gewissheit, dass wir, wenn erforderlich, mit relativ wenig Aufwand ein Zimmer zur Intensiv- bzw. Pflegestation herrichten können.

Ich musste oft als Vermittler zwischen Frederik und Pflegern fungieren, die 20 Stunden am Tag im Schichtbetrieb bei uns wohnten und nicht immer den Anforderungen gerecht wurden, oder wenn einfach die Chemie nicht stimmte. Ich erinnere mich an eine Pflegerin, die selbst einen Sohn in Frederiks Alter hatte und immer ganz gerührt war, ihr die Tränen in die Augen schossen, wenn sie Frederik so hilflos daliegen sah. Frederik gab ihr dann ganz barsch und unmissverständlich zu verstehen, dass er nicht ihr Mitleid, sondern lediglich ihre Hilfe benötige. In den zweieinhalb Jahren mit den Pflegern gab es auch viele schöne Momente und auch Hilfe für mich, denn diese Pfleger hatten ja schon viel mehr Erfahrung als ich mit solchen Situationen.

Ein Wunder geschah dann im Frühjahr 2010, als Frederik durch eine Antikörpertherapie nach einem halben Jahr eines Tages von alleine aus dem Rollstuhl heraus aufstand und wieder anfing, ein selbstständiges Leben zu führen.

Von den Kämpfen mit der Krankenversicherung und der Beihilfe, die staatliche Krankenversicherung von Beamten, möchte ich gar nicht anfangen zu berichten, denn das alleine würde ein Buch füllen. Nur eine Geschichte finde exemplarisch erzählenswert, nämlich, wie Frederik einen Elektrorollstuhl genehmigt bekam. Ausschlaggebend für die Genehmigung war nicht, dass sich Frederik dadurch selbstständig hätte fortbewegen können, sondern ich musste nachweisen, dass die Begleitpersonen nicht in der Lage waren, Frederik im normalen Schieberollstuhl z. B. zur Krankengymnastik zu befördern, da der Weg dorthin sehr steil war. Dennoch möchte ich nicht ungerecht gegenüber unseren Krankenkassen sein, denn in Amerika wären wir als Familie vermutlich schon lange bankrott.

Die Jahre während Frederiks Studium in England waren für mich entspannter. Frederik war dank der echten Inklusion von Behinderten und der finanziell großzügigen Unterstützung unabhängig von den Eltern und wir konnten wieder ein fast „normales" Leben führen. Es gab zwar immer wieder ein paar brenzlige Situationen, aber inzwischen hatten wir ja einige Routine.

Ein sehr emotionaler Moment war die Verleihung des Bachelor-Abschlusses in Modern Languages, bei dem Frederik vom gesamten Auditorium mit besonders lang anhaltendem Applaus für seine überdurchschnittliche Leistung belohnt wurde. Ich bin sooooo stolz auf meinen Sohn, der mit seinem Eifer und Sturkopf, den ich oft hasse, weil er mir mitunter das Leben sehr schwer macht, es so weit gebracht hat.

Ich weiß, dass die dunkle Wolke über uns nicht verschwinden wird. Mal schwebt sie direkt über uns und manchmal ist sie weiter weg. Immer dann, wenn sie über uns schwebt, heißt es, alle Kräfte zu mobilisieren, um Frederik zu unterstützen, und wenn sie weit weg ist, zu entspannen und Kräfte zu sammeln für das nächste Gewitter.

Casi (Schwester)

Ich weiß noch, wie ich eines Tages herumsaß und mir Gedanken über mein Leben machte. Bei mir schien irgendwie alles glatt zu laufen, keine kleineren oder größeren Katastrophen, wie sie im Freundeskreis stattfanden, wie z. B. Scheidung der Eltern, keinen Ausbildungsplatz zu bekommen, etc. Dann überlegte ich mir, ob mich das Leben vielleicht auf irgendetwas Schlimmes vorbereiten will und mich bis jetzt nur verschont hat, um mich zu stärken. Na ja, soweit, so gut ...

Ich hatte nach meiner Ausbildung zur Ergotherapeutin einen Job bekommen und fuhr relativ bald zu einer Fortbildung nach Recklinghausen. Dort kam dann der Anruf meiner weinenden Eltern mit der Schocknachricht, dass Frederik über 30 Tumore im Körper hat und notoperiert werden muss. Es war alles so seltsam:

– Ich befand mich in Recklinghausen (das ist auch eine Bezeichnung seiner Erkrankung)
– Inhalt meiner Fortbildung war das Gehirn, die Nerven, alles über Gehör etc.
– Meine Gedanken, die ich zuvor hatte, wie oben beschrieben, vom Leben bestärkt zu werden, um einen Schicksalsschlag besser ertragen zu können, wurden wahr. Da war er, der Hammer!

Wieder Zuhause, ging es für uns darum, alles irgendwie zu verarbeiten, damit umzugehen und die Situation akzeptieren zu lernen. Dies kenne ich ja alles aus Beratungsgesprächen von der Arbeit mit Patienten. Nur ist diese Distanz, die man beruflich hat, wie weggefegt, wenn es um einen nahen Angehörigen geht.

Ich fand es sehr schwer zu ertragen. Auf der Arbeit ließ ich den Schmerz nicht zu, doch sobald ich alleine im Auto auf dem Heimweg war, liefen die Tränen ... was einmal sogar zu einem Auffahrunfall führte.

Jetzt rückblickend kann ich mich an einige positive und negative Dinge in dieser Zeit erinnern. Die ersten Besuche nach der OP waren furchtbar, Frederik so voller Schläuche zu sehen und auch langsam zu verstehen, was für Ausmaße diese beschissene Krankheit hat.

Er lag im Bett und zählte immer wieder die Ringe von dem Vorhang, der sein Bett auf der Intensivstation im Raum abtrennte. Er erzählte von seltsamen Dingen, die er während der OP wahrgenommen hatte, z. B. von riesigen Gefährten, die irgendwelche Platten herumschoben, sowie Basketballern, die durch die Luft flogen.

Dann der Gehörverlust, die Reha, wo er eigentlich völlig am falschen Platz war – keiner kannte sich mit Taubheit aus, es war eher eine Klinik für Jugendliche, die ins Kino oder in die Disco gingen. Er konnte nirgends mitmachen und nur mit Zetteln kommunizieren – er tat mir schrecklich leid!

Man fragt sich dann, wieso er? Womit hat er das verdient? Eigentlich glaubte ich an ausgleichende Gerechtigkeit im Leben, irgendwie hing dieses Bild jetzt jedoch gründlich schief.

Es gab aber auch ganz witzige Situationen, ich weiß noch, wie er mich mal mit unseren Eltern mit dem Campingbus besuchte. Meine Mutter war natürlich sehr besorgt um ihren Sohn, dieser ließ es sich jedoch nicht nehmen, sie zu schocken. Meine Mutter und ich standen im Garten, der Campingbus etwas abseits ... plötzlich ging die Tür auf, Frederik sah, wie wir ihn besorgt anschauten, und ließ sich ganz dramatisch aus der Tür in die Wiese fallen ... wir rannten hin und er lag lachend im Gras.

Ich kann mich auch noch erinnern, wie er einige Zeit nach der Entlassung aus dem Krankenhaus auf eine Faschingsparty ging. Er schnallte sich Mickey Mouse-Ohren an den Kopf, machte auf jedes Ohr einen Aufsteckbutton mit durchgestrichenem Ohr und zog los. Ich bewundere Frederik sehr für seinen Humor!

Ja, irgendwie ging das Leben weiter. Ich zog um, nahm eine neue Stelle in Rothenburg ob der Tauber an und bekam etwas Abstand zu der ganzen Geschichte. Wir hatten aber immer guten Kontakt. Frederik besuchte uns und wir besuchten ihn.

Irgendwie braucht man Zeit, um das alles akzeptieren zu lernen. Da er aber so ein Kämpfer ist und wir immer gut zusammengehalten haben, gelingt es ganz gut.

Dann stand die nächste OP bevor, meine kleine Tochter war gerade mal ein knappes halbes Jahr alt. Frederik sagte mal, als ich schwanger war und wir von dem OP-Termin wussten, dass im Leben einer kommt und einer geht. Ich hatte wirklich Angst!

Die Zeit nach der OP war auch ganz furchtbar schrecklich. Seinen kleinen Bruder so zu sehen ... die ganzen Probleme ... ich hab immer versucht, stark zu sein, wenn ich bei ihm war, aber kaum war ich aus dem Zimmer, haben mich die Emotionen überfallen. Er war in Neustadt auf Reha ... wir als Familie versuchten, abwechselnd zu Besuch zu kommen. Für mich war das sehr schwierig, da ich ja das Baby hatte ... trotzdem haben wir versucht, ihm zu zeigen, für ihn da zu sein und ihn abzulenken z. B. mit Spaziergängen, Spielen etc.

Wieder Zuhause, war es nicht einfach. Auch zu sehen, wie

erschöpft meine Eltern waren, wie sie sich abmühten. Meinen starken Papa weinen und schwach zu sehen, war sehr hart; meine Mutter wurde immer dünner ...

Ich bemerkte auch, dass ich nicht mehr in meinem Beruf arbeiten konnte. Mich hat es genervt, wenn die Leute wegen „kleinen Problemen" herumgejammert haben, ich dachte immer: „Oh Mann, lasst mich in Ruhe, mein Bruder stirbt hier halb und ihr beschwert euch darüber, dass euer Kind den Stift zu verkrampft hält!" Ich merkte, wie mich die Probleme anderer innerlich fast ein wenig aggressiv machten. Mir wurde das alles zu viel, ich hatte nicht mehr den nötigen Abstand! Die neurologischen Patienten erinnerten mich zu arg an Frederik. Glücklicherweise hatte meine damalige Chefin Verständnis und ich konnte weiter dort arbeiten, aber in einem anderen Bereich.

Die ganzen Probleme, die Frederik hatte, die Magensonde, die Trachealkanüle, der Gehörverlust, die körperliche Kraftlosigkeit und dabei jedoch die ganze Zeit total fit im Kopf zu sein – wie schrecklich muss das gewesen sein. Und dennoch hat er seinen Humor behalten; für mich ist er wie ein Stehaufmännchen, das immer wieder aufsteht, egal wie oft man versucht, es umzuschubsen.

Ich hab mittlerweile gelernt, seine Krankheit zu akzeptieren, das schreibe ich zum großen Teil auch ihm und seiner Art, damit umzugehen, zu. Es ist nur manchmal schwer, so macht- und hilflos zu sein. Ich habe mittlerweile meine eigene Familie, und der Alltag nimmt einen ganz schön ein, sodass ich auch oft das Gefühl habe bzw. mich frage, ob ich genug für ihn da bin.

Was die Zukunft angeht, mache ich mir kaum Gedanken. Ich habe mich neulich darüber gewundert, dass ich da irgendwie so emotionslos bin, gerade so kurz vor der nächsten Operation. Zwischendurch tauchen schon immer mal wieder Gedanken auf wie: „Oh Gott, was ist, wenn er stirbt?" Aber das schiebe ich dann meist wieder weg. Ich denke, zum einen sind wir mittlerweile „geübter", mit diesen Emotionen umzugehen, zum anderen ist es auch eine Art Selbstschutz.

Außerdem hat mich das Leben mittlerweile gelehrt, dass es eh so kommt, wie es kommt, und meist auch noch anders, als man denkt! Von daher zerbreche ich mir nicht vorher schon den Kopf über Dinge, die dann vielleicht gar nicht so eintreten. Das Bild der ausgleichenden Gerechtigkeit wankt quasi immer noch!

Zusammenfassend kann ich sagen, sind wir gemeinsam einen steinigen Weg gegangen, Frederik allein hat viel Stärke bewiesen. Ich habe wirklich sehr großen Respekt vor seiner Art, dies alles zu ertragen, und hoffe natürlich, dass wir noch einige Jahre was voneinander haben werden.

I love you, Fetzi!

Passi

Ich bin Pascal, der Bruder von Frederik und heute, 2015, 35 Jahre alt.

Diese Zeilen zu schreiben, fällt mir nicht leicht. Nicht deshalb, weil ich emotional werde oder nicht zurückdenken möchte, sondern einfach, weil ich eines ganz sicher aus unserer gemeinsamen Geschichte von Frederik gelernt habe: Das Leben spielt sich genau jetzt ab und jetzt und jetzt und genau jetzt … Trotzdem möchte ich an den Anfang gehen, an meine erste Erinnerung oder besser gesagt Ahnung, dass irgendwas nicht stimmt. Das, was danach folgt, ist eher eine Zusammenfassung meiner Gedanken und Gefühlslagen, die mir im Rückblick wichtig erscheinen. Sie sind nicht unbedingt chronologisch und haben auch keine Fixpunkte. Sie sind die Summe bzw. das Zurückgebliebene nach unserer gemeinsamen Achterbahnfahrt.

Wir sind beide Rollerbladen auf dem Sportplatz, ein Freund von Fetz ist dabei. Es dürfte so um 2002 gewesen sein. Er also 16 und ich 22 Jahre alt. Ich gehe ihn blöd an, weil er so wackelig auf den Dingern steht und beim Fahren über die Rampe so eine schlechte Figur macht. Im Nachhinein tut mir das echt leid. Richtig enttäuscht war ich, war ich doch zu der Zeit so ein Rollerblade-Ass. Danach ging ja alles recht schnell, und im Rückblick denke ich, dass ich als emotional doch eher langsamer Typ ziemlich überrumpelt und überfordert war. Meine Strategie war daher, mich als emotional neutral hinzustellen und mit dem umzugehen, was ist.

Erst Jahre später habe ich den Schmerz richtig zugelassen. Geholfen dabei hat mir eine gewisse Gefühlsarbeit, mit deren Hilfe ich die Trauer und Empörung über dieses, unser Schicksal, zulassen konnte. Mann, war ich sauer über die Ungerechtigkeit des Lebens. Wieso passiert meinem Bruder so etwas, warum gerade er? Die Wut war groß und manchmal, wenn ich merkte, dass Menschen sich lustig machten oder nicht kooperativ waren, meistens aus Unkenntnis und mit keinerlei böser Absicht, da war ich kurz davor, loszuprügeln. Mann! Manchmal hätte ich gerne so manchem Gesunden, Unbekümmerten meinen ganzen Frust ins Gesicht geschlagen.

Und dann war oft auch Trauer da. Tiefe Trauer über die scheinbare Beschränktheit und das gebremste Leben, das er nach den OPs zu führen hat. Ich meine, stellt euch das mal vor: Du bist scheinbar gesund, gehst ins Krankenhaus, wachst auf und du hörst nix mehr! Dein Gleichgewicht ist weg! Deine Motorik der Finger und Hände nimmt ab. Am Anfang kannst du nur überleben, weil Menschen dich füttern, dich aufs Klo bringen, dir Sauerstoff geben und dir den Schleim aus deinem Hals oder deiner Lunge pumpen! Weil es lauter abgefahrenpiepsende Maschinen gibt.

Wie soll ein Mensch das verkraften? Wie sollen Angehörige damit gut umgehen? Ich habe versucht, mir vorzustellen, wie ich mit seiner Situation umgegangen wäre. Meistens kam ich zu dem Schluss, dass ich das nicht schaffen würde. Dass ich wahrscheinlich als depressives, lebensmüdes Bündel irgendwo versumpft wäre. Ich bin „nur" der Bruder. Meine Eltern haben die Aufgabe, ihr eigenes Kind so zu sehen und innerlich eine Haltung zu finden, die sie nicht kaputt gehen lässt. Ich habe große Wertschätzung gegenüber meiner Mutter und meinem Vater, wie schnell sie sich auf die immer wieder veränderten, teils dramatischen Umstände eingestellt haben. Wie sehr sie ihre Bedürfnisse zurückgestellt und sich teilweise aufgeopfert haben.

Zurück zu Frederik:

Es ist, wie es ist, und von diesem Punkt wird weitergegangen, so scheint mir seine Devise zu sein.

Selten habe ich ihn in den immerhin jetzt über 10 Jahren wirklich traurig oder gar verzweifelt erlebt. Er hat die Dinge unglaublich schnell so akzeptiert, wie sie waren, und versucht, das Beste draus zu machen. Ja, sogar Humor war möglich. Und mehr noch als möglich. Er war und ist Lebenselixier.

Als es dann endlich wieder aufwärts ging, er also raus war aus dem Rollstuhl, was macht der Kerl? Er zieht nach England, studiert, geht auf Reisen. Er gründet Vereine und gibt Kurse. Schafft sich seinen eigenen Freundeskreis. Fährt sogar Auto und lernt Frauen kennen. Oft habe ich zwischenzeitlich gedacht: Der Arme, er wird sterben, ohne jemals mit einer Frau geschlafen zu haben. Was für einen Quatsch meine Drama-Innenwelt sich da so ausgemalt hat. Wahnsinn. Heute ist mir eines ganz klar: Der deutlich stärker Behinderte von uns beiden bin ich.

Menschen, die sich durch ihren Kopf, ihre Konzepte, Vorstellungen und starren Erwartungen von den unendlichen Möglichkeiten abschneiden lassen und so eine Chance nach der anderen auf ein abenteuerliches, buntes und volles Leben nehmen. Den lebenden Beweis dafür, dass fast alle Schranken im Geistigen und nicht im Materiellen oder Physischen liegen, habe ich ständig präsent.

Mein Bruderherz Frederik. Danke für alles, wirklich alles. Danke, dass du diese Aufgabe so zu deiner gemacht hast und immer noch machst und sie wie ein echter Held Tag für Tag mit erhobenem Haupt aufs Neue meisterst.

Aus einem Brief an meinen Bruder März 2015:

Hallo Fetz,

ich schreibe diese Zeilen, einmal für mich, um meine Gedanken zu ordnen und ihnen mehr Materie zu verleihen. So kann ich sie mir noch mal genauer anschauen und mich später daran erinnern. Und auch für dich und den Rest der Family, um mich besser verstehen zu können, und vielleicht auch, um Ähnlichkeiten zu entdecken und mehr in Beziehung zu kommen. Bestenfalls, um klarer und angstfreier miteinander zu kommunizieren und emotional unbelasteter und entspannter miteinander sein zu können. Nach dieser Woche, die wir miteinander verbracht haben, gingen mir wieder ähnliche Gedanken, die ich oft habe, wenn wir zusammen waren, durch den Kopf und Gefühle durch den Bauch. Wie meistens bin ich stolz auf dich und spüre großen Respekt vor deinem Way of life. Und wie immer bin ich auch betroffen und traurig.

In meine Trauer mischt sich dann auch oft eine Wut und ich stelle mir Fragen wie: „Habe ich genug getan? Z. B. mich genug bemüht, die Gebärdensprache zu lernen, um flüssig und mühelos mit dir kommunizieren zu können?"

Habe ich genug deiner Angebote wahrgenommen, Zeit mit dir zu verbringen? Z. B. mehr mit dir in den Urlaub zu fahren. Habe ich dich vielleicht zu viel alleine gelassen, mich nicht wirklich auf deine Gefühls- und Gedankenwelt eingelassen? Habe ich wirklich meinen ganzen Teil gegeben? Nicht, dass ich schon sicher wüsste, worin der besteht! Und woher kommt meine innere Weigerung, mich ganz einzulassen?

Ein großer Teil ist sicher meine Angst vor Schmerz und Verlust. Immer wieder kommen mir Bilder und Gedanken über Horrorszenarien (OP geht schief, beim Reisen verunglückt ...)

und ich bin nicht da. Da merke ich, wie schwer mir die Auseinandersetzung mit Krankheit und Tod fällt. Manchmal ist das für mich fast nicht aushaltbar.

Und du, Fetz, bist eine lebende Konfrontation damit. Das ist ein Segen, weil ich immer wieder das Leben und meine Gesundheit und die unendlichen Möglichkeiten schätzen lerne, die ich habe. Außerdem macht es mir die Nichtigkeit oberflächlicher Probleme klar. Und ein Fluch, weil ich das Konfrontieren mit meiner Behinderung (damit meine ich die nicht beantworteten Fragen von oben und auch die Frage, ob ich mein Leben denn wirklich und im vollen Maße lebe, denn bei dir sieht es so aus, als machst du das) nur bedingt und manchmal gar nicht aushalte. Auf diesem Feld bist du mein Meister.

Ich habe mich zum Abschluss dieser Zeilen gefragt: Was will ich denn nun von dir? Absolution? Nein, sicher nicht. Auch wenn der Gedanke verlockend ist. Gerade nach unserem Gespräch über die Möglichkeit einer OP im Herbst habe ich etwas mehr Einblick in deine Gedanken und Gefühle bekommen können. Ich habe verstanden, was für eine fast unmenschlich schwere Entscheidung du zu fällen hast.

Ich möchte dich gerne in deiner Entscheidungsfindung unterstützen. D. h. auf dem Weg hin zu der Entscheidung, denn treffen wirst du sie selber müssen.

Was auch immer dir dabei hilft, lass es mich wissen. Und ich schaue, ob ich es kann und will.

In Liebe
Pascal

Gedichte aus der Kindheit, von „davor"

Auf den folgenden Seiten gibt es eine Sammlung von Gedichten. Leider hab ich sie nicht alle mit Jahreszahl versehen, und meine Erinnerung, welches wann entstanden ist, verlässt mich etwas. Sie sind jedenfalls aus dem Zeitraum von 9 bis 15 Jahren, eben von „davor" …

Ein Herbsttag

Es wird kalt und windig,
denn der Herbst wird fündig.
Von den Bäumen fallen Blätter,
kein Wunder bei diesem Winterwetter.

Am Morgen, wenn man aufsteht,
und mal kurz hinausgeht,
rennt man gleich wieder rein,
denn da friert man ja gleich ein.

Dann zieht man sich noch wärmer an,
und guckt, ob man draußen bleiben kann.
Und wenn nicht, bleibt man halt im Haus,
bei Wärm und Licht.

Blätter rascheln, der Wind pfeift,
während Nuss und Kastanie reift.
Es blitzt und donnert, es regnet und hagelt,
so, dass man fast die Fenster zunagelt.

Man wünscht, man könnte fliegen,
wie die Vögel in den Süden.
Im Herbst kann man auch Pilze sammeln,
bevor sie in der Kält vergammeln.

Die Tiere werden plötzlich leise.
Verkriechen sich gleich massenweise.
Die Blätter werden immer bunter,
dann falln 'se alle runter.

Im Herbst holt man die Drachen raus,
lässt sie fliegen vor dem Haus.
Dann hoff ich noch auf Sonnenschein,
mehr fällt mir dazu eh nicht ein.

Gibt es Außerirdische?
Sehen sie aus wie Goldfische?
Ham sie Augen fünf oder zwei?
Essen sie auch Spiegelei?

Haben sie Schuhe an?
Gibt es dort Frau und Mann?
Gibt es dort Mond und Sonne?
Wiegen sie über 'ne Tonne?

Gibt es Leben auf dem Mars?
Wächst dort grünes Gras?
Haben sie Füße wie ich und du?
Seh'n sie aus wie eine Kuh?

Wie sehen Ufos aus?
Sehn sie aus wie ein Haus?
Sehn würd ich ein Ufo gern
neben einem großen Stern.

Dann fliegen in das All?
Das wäre wirklich toll!
An Außerirdische glaube ich,
und ich glaub, ich täusch mich NICHT.

Ich hör jetzt auf, ich kann nicht mehr,
sonst geht noch bald meine Energie leer.

Wo bleibt Ostern?

Ostern kommt bald, ich suche Eier im Wald.
Oder im Garten, ich kann's nicht erwarten.
Hoffentlich ist es ein schöner Tag!
Ob es dort wohl regnen mag?

Schokolade und Eier bekomme ich,
ganz allein für mich,
aber ich teil sie auch,
sonst hätt ich ja einen dicken Bauch.

In der Schokolade steckt eine Made.
Igitt, ich geb der Made einen Tritt.
Die Eier sind ja schwer zu finden,
sie sind im Gebüsch ganz da hinten!

Ich hab jetzt soviel erzählt, ich falle bald um,
hoffentlich ist Ostern noch nicht rum.
Ostern ist in ein paar Tagen,
dann hab ich einen vollen Magen.

Manchmal bekomm ich kleine Geschenke,
zum Beispiel ein paar kleine Getränke.
Ich hör jetzt auf,
na ja, haun wir noch ein Sätzchen drauf.

In Osterglocken kann man gut Sachen verstecken,
im Vergleich zu Stachelhecken!
Schluss jetzt, ich kann nicht mehr!
Dass es Ostern gibt, danke ich sehr.

Das total verrückte Fußballspiel

Mehmet Scholl,
ist einfach toll!
Er trifft jeden Ball,
dann gibt's einen Knall.

Der Ball ist drin,
und das Netz ist hin.
Der Tormann fällt um.
Das Tor ist krumm.

Christan Ziege meckert wieder
und der Helmer singt noch Lieder.
Klinsi hat an den Füßen Blasen,
Küken hüpfen übern Rasen.

Die Fans jubeln ziemlich laut,
während der Metzger vorm Tor ein Häuschen baut.
Eilts bekommt 'nen Strafstoß
und im Tor steht Stefan Klos.

Er lässt ihn rein
und säuft ein' Wein.
Möller kriegt eine runtergebatscht,
und der Schiri fällt in' Matsch.

Sammer kriegt rot
und alle sind tot.

Im Juni

Im Juni kann man viel entdecken.
Man kann auch ein kühles Eis schlecken.
Oder auch rauschende Bäche genießen.
Die Gräser fangen an zu sprießen.

Man hört Vogelgezwitscher und Bienenschwirren,
kann aber auch spazieren gehen oder einfach rumirren.
Man kann Fußball, Tennis und anderes spielen
oder rumhängen an Eisdielen.

Man kann Tiere beobachten, ins Freibad gehen.
Man kann auf dem Feld spazieren gehen.
Es werden alle Blätter grün,
ja, sogar die Blumen blüh'n.

Die Natur kann man entdecken.
Viele spielen auch verstecken.
Man kann grillen in der Abendwärme.
Fast immer sieht man viele Sterne.

Wenn man das Wort Ferien hört,
hat man ein lächelndes Gesicht,
so, das war's mit dem Sonnengedicht.

An einem Herbsttag

Die Blätter werden bunter,
dann fall'n sie alle runter.
Die Vögel fliegen fort,
an 'nen andren Ort.

Es wird kalt und windig,
denn der Herbst wird fündig.
Die Tiere ziehen sich zurück
und hoffen auf viel Glück,

eine Höhle zu finden,
um darin zu verschwinden.
Wir Menschen tragen einen Schal
und die Bäume werden langsam kahl.

Wir ziehen uns noch wärmer an,
denn der Winter ist dann dran.
Die Erde ist mit Laub bedeckt,
wo der Igel sich versteckt.

Das Gedicht ist jetzt zu Ende,
und das Jahr macht eine Wende.

Urkunde für Familie Michel (damals Nachbarn)

Du Gabi, du bist lieb zu mir,
und darum, ja, da schenk ich dir
dies' Gedicht mit viel Freude,
und zwar nicht morgen, sondern heute.

Den Manuel, den mag ich gern,
drum bleibt er mir in Gedanken niemals fern.
Ihr ladet mich oft zum Essen ein,
bei euch schmeckt's nämlich besonders fein.

Ihr nehmt mich oft zum Schwimmbad mit,
das macht Spaß und auch noch fit.
Ich mach jetzt mit dem Dichten Schluss
und schenk euch dafür diesen Bus(si).

Gedicht für die Einweihung einer neu gebauten Schule

Nun ist's endlich soweit,
die Schule ist bereit,
alle dürfen rein,
ja, das muss so sein.

Die neue Schule ist sehr schön,
das könn' wir alle ja schon sehn.
Wie sieht es bloß von innen aus?
Das schöne, große Schulhaus.

Welche Fächer gibt es da?
Mathe, Deutsch und HSK.
Schüler, Lehrer und der Rektor
geben Power, volles Rohr.

Ihr Bestes geben klar doch alle,
nicht nur in der Turnhalle.
Bei Proben, Exen und Diktaten
werden alle knobeln, raten.

Die Schule ist jetzt eingeweiht,
nur zu, ihr Schüler lernt gescheit.

**Anlehnend an die Melodie von „Zehn kleine
Jägermeister von den „Toten Hosen"**

Zehn kleine Gummibärchen war'n von Haribo,
einer war von Trolli, den aßen sie noch roh.

Neun kleine Gummibärchen liefen nach Ingolstadt,
einer sah zwei Lichter, da war er plötzlich platt.

Acht kleine Gummibärchen aßen viele Rüben,
eine Rübe war verseucht, da waren's nur sieben.

Sieben kleine Gummibärchen wurden krank, oje!
Sechs hatten Schnupfen und eines BSE.

Sechs kleine Gummibärchen rochen an ihren Strümpf,
eins hatte sie schon ewig an, da waren's nur noch fünf.

Fünf kleine Gummibärchen wollten ein Auto sich kaufen,
da sahen sie das andre und fuhr'n es übern Haufen.

Vier kleine Gummibärchen wollten tauchen gehen,
Drei davon sind weggetaucht,
das and're hat den Hai zu spät gesehen.

Drei kleine Gummibärchen hatten sehr viel Geld,
Zwei gingen in fünf Kinofilme, eins auf ein Minenfeld.

Zwei kleine Gummibärchen spielten Militär,
einer war 'ne Bombe, den andren gibt's nicht mehr.

Das letzte kleine Gummibärchen kaufte sich ne Jacht,
da war es ziemlich pleite und hat sich umgebracht.

Kein Gedicht, sondern die Beschreibung eines Moments:

Der herrschende Vollmond

Das silbertürkis leuchtende Abendlicht steht ruhig am Horizont, verbreitet Stille. Dann sind raschelnde Blätter zu hören, ich spüre Wind, der über die kalte Haut gleitet.

Der Mondschein, der von den Blättern zerstreut wird, wirkt beruhigend. Plötzlich pfeift der Wind durch den dunkler werdenden Garten und lässt das nasse Gras lieblich tanzen – die Farben des Himmels, grau, schwarz, blau, in der Ferne auch silber, sind wunderschön. Doch oftmals erscheint auch ein rotes Blinken. Ein Flugzeug, kaum sichtbar, wie ein unsichtbares Objekt fliegt es durch den Abendschein und hinterlässt einen leichten Streifen. Es blinkt rot, zwei Sekunden verstreichen, erneut blinkt das Licht, doch an einer anderen Stelle. Viele Sterne glänzen wie stille, funkelnde Augen. Leises aber hörbares Plätschern vernehme ich, es wird lauter und lauter. Regen unterbricht die abendliche Stille. Nun ist auch der silberne Mond deutlicher zu erkennen. Er hat sich wieder gegen die dichten Wolken durchgesetzt, wie ein Kampf zwischen ihm und den weißen Wolken. Der Rand der verschiedenen Wolken wird silbern beleuchtet, der Rest ist kaum sichtbar. Nun verschwindet er wieder, doch wenn die Wolken vorbeigezogen sind, beherrscht er die ganze Nacht.

Der Mensch

Der Mensch denkt, er wär gut,
wer gibt dem Menschen diesen Mut?
Der Mensch ist nämlich unverschämt,
er ist es, der die Natur lähmt.
Er betrachtet sich als Held,
doch er zerstört die Welt.
Der Mensch macht die Natur kaputt,
der Mensch macht die Natur zu Schutt.
Der Mensch glaubt, er wär toll,
doch wahrhaft ist er nur ein Troll.
Er raubt die Klugheit der Natur,
doch es tickt bereits die Uhr,
denn der Mensch macht sich selbst zunichte,
doch wirklich sind wir Menschen Wichte.

Der bunte Frühling

Heute ging ich mal in Wald,
es war zwar noch etwas kalt,
doch die Sonne war schon da,
da wusst' ich, dass es Frühling war.
Die Wiesen werden wieder grün,
die Blumen fangen an zu blüh'n,

Vögel kommen aus der Ferne,
fliegen gegen die Laterne,
sie bauen ihre Nester wieder,
zwitschern ihre schönen Lieder.
Die Bäume tragen wieder Blätter,
das liegt bestimmt an diesem Wetter.

Der Waldgeruch liegt in der Luft,
ein wunderbarer, frischer Duft.
Bäche rauschen, Äste knacksen,
man denkt, man sieht die Blumen wachsen.
Der Wald erstrahlt in voller Pracht,
bis der kalte Herbst erwacht.

Die Zukunft

Die Zukunft ist für alle da,
sie ist so fern und doch so nah.
Keiner weiß, was geschehen wird,
es weiß keiner, was passiert.
Wissenschaftler rätseln und tüfteln dran,
wie man es vorher wissen kann.
Vielleicht finden sie's heraus,
doch es sieht wohl nicht so aus.
Eine Reise durch die Zeit,
wer ist dazu denn nicht bereit?
Zeitmaschinen sind gebaut,
doch nie hat es hingehaut.
Wahrsager, alles war schon da,
eine Antwort ist in Sicht,
doch ich glaub, die gibt es nicht.

Weihnachten und Geschenke

Die Krippe steht unterm Tannenbaum,
die Geschenke merkt man kaum.
Vier oder fünf Tage vor Weihnachten
kann man es kaum erwarten,
Mutter sagt: „Da ist schon das Christkind dort im Garten."
Meistens bekommt man schöne Sachen,
zum Beispiel 'ne Uhr.
Das Geschenk liegt am nächsten Tag wo?
Natürlich im Flur.
Legosachen und so weiter,
fürs Puppenhaus eine Leiter.
Der Weihnachtsbaum ist schön geschmückt.
Ich wünsche allen ein schönes Fest,
und nie wieder Hausarrest.

Der Sommer

Der Sommer kommt bald.
Dann ist's nicht mehr kalt.
Dann kann man wieder baden geh'n,
und muss nicht in der Kälte steh'n.

Die Sonne schien heut wirklich schön,
das muss ich mir noch eingewöhn'.
Meine Damen und Herren,
draußen spielt man gern.

Wir Kinder werden langsam groß,
und machen nicht mehr in die Hos'.
Der Strand ist wirklich gut,
erst ist Ebbe und dann ist Flut.

Kann man den Winter denn vergleichen?
Mit dem Sommer, FRAGEZEICHEN.

Im Frühling

Alle Blumen sind bereit,
es ist wieder Frühlingszeit.
Der Schnee, der taut,
wer ihn wohl klaut.

Die Sonne! Denn die kommt jetzt raus,
drum sieht's draußen wärmer aus.
Und die Vögel zwitschern wieder,
pfeifen ihre schönen Lieder.

Man braucht Schminke fürs Gesicht,
denn Fasching ist in Sicht.
Ostern kommt bald,
meistens ist's da nicht so kalt.

Na ja, soweit ist es noch nicht,
das war's dann wohl mit dem Gedicht.

Die Uhr

Die Uhr tickt langsam vor sich hin,
hinterm Glas sind zwei Zeiger drin.
Die eine zeigt die Stunden an,
ich frag mich, wie die Uhr das kann.

Uhren sind sehr schwer zu machen,
im Vergleich zu anderen Sachen.
Jede Uhr tickt jeden Tag,
aber nur, wenn die Uhr noch mag.

Ist die Batterie leer,
tickt die Uhr gar nicht mehr.
Es gibt viele Uhren auf dieser Welt,
doch leider kosten sie sehr viel Geld.

Die Uhr macht nie schlapp,
sie ist immer auf Trapp.
Bald ist schon Ostern, Mann, geht das schnell!
Ich frag meinen Vater und der sagt: „Gell!"

Manche Uhren sind wasserdicht,
manche Uhren eben nicht.
Viele Uhren haben römische Zahlen,
wer kann bloß so gut Zahlen malen?

Nur Uhren, nur Uhren, ich fass' es nicht,
Schluss jetzt mit dem Uhrengedicht!

Spaghetti

Spaghetti essen viele Leute,
das ist eine dicke Beute.
Spaghetti ist bei den meisten Leuten
die liebste aller Lieblingsbeute.

Die Nudeln mit der Hackfleischsoße
rutschen einem in die Hose.
Spaghetti gibt's beim Geburtstag oft,
mit Cola oder Orangensaft.

Bei großen Läden gibt's sie zu kaufen,
und dazu noch was zum Saufen.
„Spaghetti gibt es!", ruft die Mutter,
mit Hackfleisch oder mit Butter.

Ich sag's noch mal, es ist zum essen,
habt ihr es etwa schon vergessen?
Spaghetti heißt das schöne Wort!
Doch leider sind schon alle fort.

In Italien sind sie am besten,
die Kellner essen gern die Resten.
Jeder Mensch, sagen wir's mal so,
isst Spaghetti, auch auf dem Klo.

Von Winter zum Frühling

Auf die Landschaft fällt der Schnee,
die Bäume sind ganz kahl und weiß,
zugefror'n ist schon der See,
eine Schicht mit dickem Eis.

Leute gehen spazier'n im Wald.
Kinder haben Spaß im Schnee.
Wenn die Glock' im Dorfe hallt,
erschrickt so manches Reh.

Die Tiere sich aufs Freie wagen,
Kinder kommen aus dem Haus,
die Jäger fangen an zu jagen,
denn es kommt die Sonne raus.

Eine schöne Bescherung

Der gute alte Weihnachtsmann
ist dieses Jahr ganz arm dran,
denn er ist krank und sitzt auf der Ersatzbank.

Dieses Jahr darf er sich schämen,
denn die Bescherung
muss der Osterhase übernehmen.

Es hat schon alles abgegeben
und muss sich jetzt nach Haus begeben.
Doch er hat's ganz falsch gemacht,
denn er hat Eier mitgebracht.

Die Geschenke – ach du Schreck! Hat er daheim gelassen,
jetzt ist er nur – der letzte Dreck! Ja, man wird ihn hassen.
Den Stress hat er gar nicht geahnt!
Wieso wurd' er nicht gewarnt?

Das ist ja ne schöne Bescherung,
und dazu noch 'ne Belehrung!
Na ja, ich wünsch ein frohes Fest,
und nie wieder Hausarrest.

Homage an den jährlichen Campingplatz in Cornwall,
England:

Trewince Manor

Trewince Manor is really cool,
a shame they will build a swimming pool.
A shop, a bar, everything 's here,
even a tap with German beer.

Alex comes round every morning,
he tells a joke in every awning.
Poor Peter and Lizzy are very busy.
They organize the barbeque,
they rush around for me and you.

Sunshine and sea, we love it here,
That's why we come here every year.

Fetzige Information

Ich 14 Jahre alt.
Und auch völlig durchgeknallt.
1 Meter 51 groß,
mach nicht mehr in die Hos'.

37 Kilo schwer,
und ich hoff, es wird nicht mehr,
Schuhgröße 37.
Ziemlich klein, das weiß ich.

Eine Freundin hab ich jetzt,
das mich ja total verfetzt.

So, das war's mit mich.
Doch wie steht's mit dich?

In 50-60 Jahren

In 50- 60 Jahren,
da gibt's die Welt nicht mehr.
Denn dort, wo einst die Menschen waren,
da wird sein alles leer.

Der Mensch, der macht sich selbst zunichte.
Er ist zu gut für die Natur.
Doch bald schon ist der Mensch Geschichte.
Denn es tickt bereits die Uhr.

Natur gibt Zorn den freien Lauf,
Beben, Stürme, sie wehrt sich doch.
Doch uns Menschen hält nichts auf,
und man staune, es gibt sie noch.

Vielleicht nicht schon in 50 Jahren,
doch irgendwann passiert es doch.
Dann wird, wo einst die Menschen waren,
sein ein großes Loch.

Die Realschule

Von Haupt zu Real,
das war meine Wahl,
ich find, ich hab mich gut entschieden,
ja, ich bin sehr zufrieden.

Herrlich schmeckt dort die klare Brühe,
auch der Schulweg macht ke' Mühe.
Mathe macht seit neuestem Spaß,
so, ich glaub, das war's.

Oh nein, da fällt mir noch was ein:
der Kakao schmeckt auch ganz fein.

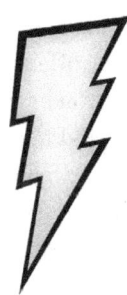

Nachwort

Was ist Neurofibromatose Typ 2?

Neurofibromatose Typ 2 (kurz NF2) ist eine seltene genetisch bedingte Erkrankung, die Tumoren im gesamten Nervensystem verursacht. Jeder Mensch mit dieser Erkrankung sieht sich mit verschiedensten Problemen konfrontiert.

NF2 betrifft ungefähr einen von 35.000 Menschen, und zwar unabhängig von Geschlecht oder Herkunft. Da es sich um einen genetischen Defekt handelt, kann eigentlich nicht vom „Beginn" der Krankheit gesprochen werden, sie ist angeboren. NF2 ist in erster Linie eine Tumorerkrankung. Betroffene entwickeln Tumoren im Bereich des Nervensystems; wie viele Tumoren und wie gefährlich sie sind, ist von Fall zu Fall unterschiedlich.

Der zeitliche Verlauf der NF2 variiert stark von Betroffenem zu Betroffenem. Bei den meisten Personen mit NF2 zeigen sich die ersten Symptome in der Pubertät oder in der zweiten Lebensdekade; wenige entwickeln Symptome in der Kindheit und manche haben keine Probleme, bis sie 40 oder 50 Jahre alt sind. Selbst bei mehreren Betroffenen innerhalb einer Familie kann der Erkrankungsverlauf sehr unterschiedlich sein.

Erstsymptome von NF2 sind häufig eine Minderung oder der Verlust des Gehörs, Klingeln und Pfeifen im Ohr (Tinnitus) oder Probleme mit dem Gleichgewicht. Mit diesen Symptomen können anhaltende Kopfschmerzen und Schwindel auftreten. Es kommt auch vor, dass kleine Hauttumoren (Schwannome, sehr selten Neurofibrome) ein erstes Anzeichen sind. Selten treten neurologische Ausfälle durch Tumoren der Wirbelsäule als erstes Zeichen der NF2 auf. Oft haben Menschen über viele Jahre hinweg unklare Symptome, bevor die eigentliche Grunderkrankung diagnostiziert wird. Da die meist gutartigen Tumoren bei NF2 langsam wachsen, ist es wahrscheinlich, dass sie bei einer Person bereits über viele Jahre gewachsen sind, bevor sie erste Symptome verursachen.

Schwannome und andere Tumorarten

Die häufigsten Tumoren bei NF2-Betroffenen sind die Tumoren der Hörnerven, die sogenannten Vestibularisschwannome (auch Akustikusneurinome genannt). Bei fast allen NF2-Betroffenen bilden sich diese Tumoren an beiden Hörnerven. Dieser Nerv hat zwei Teile: den akustischen (Gehör-)Nerv, der die Informationen über Geräusche zum Gehirn trägt und den vestibulären (Gleichgewichts-)Nerv, der die Informationen über das Gleichgewicht zum Gehirn trägt.

Daneben können Personen mit NF2 auch Tumoren an anderen Nerven entwickeln, am häufigsten im Bereich der Hirnnerven, der Wirbelsäule und an den peripheren Nerven, d. h. außerhalb der Wirbelsäule und des Gehirns.

Wenn Schwannome an Hirnnerven auftreten, können sie Nervenfunktionen im Kopf oder Nackenbereich beeinträchtigen; wenn sie groß sind und auf den Hirnstamm drücken, führen sie zu Ausfallerscheinungen am Körper. Schwannome, die an peripheren Nerven wachsen, können Empfindungsstörungen oder selten Lähmungen in einem Teil des Körpers verursachen.

Manche Tumoren können so groß werden, dass sie auf das Rückenmark drücken und Sensibilitätsstörungen und somit Schwäche im Bereich der Beine verursachen. Tumoren, die in Nervenbündeln, wie in den Achselhöhlen oder in der Leistengegend wachsen, können zu Schwäche oder Lähmung in einem Arm oder Bein führen.

Schwannome können auch an sehr kleinen Nerven sichtbar in oder auf der Haut wachsen. Diese Schwannome verursachen selten neurologische Symptome, können aber schmerzen, sind druckempfindlich und äußerlich sichtbar. Tumoren können auch innerhalb der Nerven wachsen und können zu einem schleichenden Funktionsverlust führen. Diese Tumorformationen führen zu Beeinträchtigungen der Nervenleitungen und schließlich der Muskelfunktion und werden als Polyneuropathie bezeichnet.

Zusätzlich zu den Schwannomen entwickeln NF2-Betroffene andere Tumorarten: Tumoren können sich aus den Hüllen von Rückenmark oder Gehirn entwickeln. Diese Tumoren, auch Meningeome genannt, können in Abhängigkeit von ihrer Lage viele verschiedene neurologische Symptome hervorrufen. Genauso wie bei den Schwannomen kann ein Arzt in einer neurologischen Untersuchung Zeichen eines Tumors entdecken, bevor der Patient selbst Symptome bemerkt. Hier ist anzumerken, dass NF2-Betroffene sich sehr genau beobachten müssen; da sich die Veränderungen sehr langsam entwickeln, werden sie nicht wahrgenommen bzw. entwickeln die Patienten Kompensationsmechanismen.

Weitere Symptome und Begleiterscheinungen
Eine häufige Begleiterscheinung der NF2 sind Gewebsfehlbildungen im Bereich der Augen oder andere Augenabnormalitäten, die von einem Augenarzt festgestellt und beobachtet werden sollten. Die meisten NF2-Betroffenen entwickeln eine

Linsentrübung des Auges, auch Katarakt genannt. Da dadurch die Sehfähigkeit beeinträchtigt werden kann, ist es für alle Menschen mit NF2 wichtig, sich einer detaillierten Untersuchung der Augen durch einen Spezialisten, der mit NF2 vertraut ist, zu unterziehen. Dann kann der richtige Zeitpunkt für ein operatives Vorgehen in optimaler Weise gefunden werden.

Eine weitere häufige Begleiterscheinung der NF2 sind Funktionsbeeinträchtigungen der Gesichtsnerven (Nervus facialis), hervorgerufen durch die oben beschriebenen Schwannome am Hörnerv bzw. nach deren Operation oder durch einen Tumor des Gesichtsnervs selbst. Die typischen Tumoren der Vestibularis-Nerven wachsen nicht selten im Areal der Gesichtsnerven.

Die Lähmung des Gesichtsnervs (Fazialislähmung) kann zu einem unvollständigen Lidschluss am Auge und zu Augentrockenheit führen. Fazialislähmungen können Probleme beim Essen und Trinken und beim Sprechen verursachen.

Behandlungsmöglichkeiten für Tumoren bei NF2
Wo in der Vergangenheit bei voranschreitendem Tumorwachstum weitestgehend lediglich die Möglichkeit einer Operation bestand, haben sich in der Zwischenzeit mit der Bestrahlung und einer medikamentösen Behandlung neue Behandlungsmöglichkeiten aufgetan. So sollte in Austausch mit einem erfahrenen NF2-Spezialisten individuell erörtert werden, welche Behandlungsmethode in der jeweiligen Situation die beste ist.

Operationen als Behandlungsoption

Die Methode der Wahl ist bis heute in den meisten Fällen die chirurgische Entfernung. Da NF2-Tumoren an Nerven und meist nahe dem Gehirn und Rückenmark liegen, ist ihre chirurgische Entfernung nicht risikolos. Operationen in diesen kleinen und empfindlichen Bereichen können weitere Verletzungen der Nerven verursachen und damit neue neurologische Probleme hervorrufen. Aus diesen Gründen sollte eine Operation so lange hinausgezögert werden, bis das Risiko weiterer Schädigungen durch den Tumor selbst das Risiko des chirurgischen Eingriffs überwiegt bzw. bis der Betroffene die durch den Tumor verursachten Beschwerden nicht mehr ertragen möchte.

Bestrahlung als Behandlungsoption

Die heute ebenfalls zur Verfügung stehenden Techniken der Bestrahlung sind für die Patienten zu empfehlen, bei denen eine operative Intervention zur Ertaubung bzw. zu anderen schweren neurologischen Schäden führen würde, oder bei denen eine operative Intervention nicht möglich ist. Es gibt unterschiedliche Meinungen, inwieweit nach Bestrahlung erschwerte Operationsbedingungen bestehen. Schließlich sind inzwischen Krankengeschichten von NF2-Patienten veröffentlicht worden, bei denen es nach Bestrahlung eines Akustikusneurinoms zum Auftreten eines bösartigen Nervenscheidentumors gekommen ist.

Medikamentöse Behandlungsoptionen

Mit der Übertragung der „medikamentösen Behandlung" der in Kultur eingebrachten Schwannzellen hat sich eine neue wissenschaftliche Zeitrechnung für die Behandlung der NF2 ergeben.

Verschiedenste Medikamente werden aktuell fortgehend auf Wirksamkeit getestet, was ein jahrelanger Prozess ist. Das Medikament Avastin/Bevacizumab wird in der Regel gut vertragen; es hat aber ein Nebenwirkungsprofil, über das der Patient sorgfältig aufgeklärt werden muss. Erfahrungen über den Effekt einer Langzeiteinnahme liegen derzeit noch nicht vor. Patienten werden jetzt seit etwa sieben Jahren mit Bevacizumab behandelt.

Die Medikation hat bisherigen Erfahrungen nach zur Folge, dass es zu einem erhöhten Blutdruck oder Nierengefäßschädigungen kommen kann. Deshalb muss die Eiweißausscheidung regelmäßig kontrolliert werden.

Müdigkeit am Tag der Gabe des Medikaments, erhöhte Infektanfälligkeit und das Ausbleiben der Regel bei Frauen müssen in Kauf genommen werden.

Schließlich sollte bewusst sein, dass Avastin auch Einfluss auf Spermien und die Reproduktionsfähigkeit hat.

Untersuchungsmethoden

Wenn bei einem Patienten eine NF2 diagnostiziert wurde, kann durch eine Reihe von Untersuchungen der jeweilige Schweregrad der Erkrankung festgestellt und das Fortschreiten der Erkrankung überwacht werden. Die besten bzw. exaktesten Untersuchungen sind die Kernspin- bzw. Magnetresonanztomografie (MRT).

Kernspinaufnahmen (auch MRT) werden verwendet, um die Anatomie des Körpers räumlich darzustellen. Am häufigsten werden sie zur Untersuchung des Gehirns herangezogen, können aber auch angewandt werden, um z. B. das Rückenmark oder die Nerven der Arme und Beine darzustellen. Ein Kernspintomograf ist eine Art runde Kammer, die von einem Magneten umschlossen wird. Der Patient wird auf einer schmalen Liege in diese Kammer gefahren. Magnete, die in Rotation versetzt werden, erzeugen ein dumpfes Klopfen. Zu einem bestimmten Zeitpunkt kann dem Patienten ein Kontrastmittel injiziert werden, damit bestimmte Teile des Gehirns oder Körpers deutlicher dargestellt werden.

Durch regelmäßig wiederholte Kernspinaufnahmen werden das Wachstum und das eventuelle neue Auftreten von Tumoren beobachtet.

Leben mit NF2

NF2 ist eine sehr gravierende Erkrankung. Es ist notwendig, dass sich die Betroffenen selbst, ihre Angehörigen und auch der jeweilige Hausarzt damit auseinandersetzen. Ein Mensch mit NF2 muss sich genau beobachten und genau beobachtet werden. Es ist nur selten möglich, bereits eingetretene neurologische Schädigungen durch Operationen wieder zu beheben.

Die Taubheit oder Schwerhörigkeit ist die häufigste Beeinträchtigung bei NF2-Betroffenen. Daneben kommen Gleichgewichtsstörungen und Lähmungen an Armen oder Beinen vor, die zu Gehbehinderungen führen. Darüber hinaus weisen die meisten Betroffenen ebenfalls eine Sehminderung auf.

NF2-Betroffene müssen auch heute noch damit rechnen, ihr Gehör zu verlieren oder zumindest stark schwerhörig zu werden. Auch eine erste erfolgreiche hörerhaltende Operation am Hörnerv bedeutet nicht zwingend, dass man lebenslang hören kann. Denn Akustikusneurinome bei NF2 treten häufig erneut auf (Rezidiv). Der Verlust des Gehörs bedeutet für die meisten NF2-Betroffenen den schwierigsten Einschnitt in ihre Lebensplanung. Kein NF2ler ist allein. Elementar für viele ist der Austausch mit Gleichbetroffenen, z. B. durch die bundesweite NF2-Selbsthilfegrupppe.

Diese Selbsthilfegruppe ist von den Betroffenen selbst organisiert, sie ist sehr aktiv und durch ein Email-Forum ständig in Kontakt. Jährlich gibt es Treffen und Seminare. Von Gleichbetroffenen bekommen Sie viele nützliche Tipps für die Bewältigung verschiedener Probleme, die durch die Operationen und Behinderungen im Alltag, im Arbeitsleben und im Familienleben entstehen.

Technische Hilfsmittel für Ertaubte

Neben den Hörgeräten für schwerhörige Menschen gibt es inzwischen auch Möglichkeiten für vollständig Ertaubte, Hörvermögen zurückzuerlangen. Dabei handelt es sich um sogenannte Cochlea-Implantate und Hirnstammimplantate. Die Funktion der Geräte hat sich in den letzten Jahren merklich verbessert und zu einer alltagstauglichen Option für viele ertaubte Menschen entwickelt.

Cochlea-Implantate (CI) sind Geräte, die der elektrischen Stimulierung der Hörbahn für Patienten, die an Taubheit grenzend schwerhörig oder ertaubt sind. Sie bestehen aus einem Implantat, das im Rahmen eines operativen Eingriffs eingebracht wird und einem externen Sprachprozessor, der vom Patienten – ähnlich wie ein kleines Hörgerät – jederzeit abnehmbar und ohne äußere Steckverbindung getragen wird. CI setzen voraus, dass die eigentliche Funktion des Hörnervs erhalten ist.

Bei NF2-Ertaubten ist meist die Funktion des Hörnervs zumindest stark geschädigt. Dennoch kommt es vor, dass der Hörnerv des Innenohrs noch intakt ist. Dann kann meistens ein CI erfolgreich implantiert werden. Im Ergebnis ist ein CI dem Hirnstammimplantat deutlich überlegen. Ob ein Hörnerv ausreichend gut erhalten ist, um sich für ein CI zu eignen, kann durch eine Untersuchung in einer HNO-Klinik festgestellt werden.

Hirnstamm-Implantate (HI oder auch ABI genannt) können bei Patienten mit ausgefallener Hörnervenfunktion eingesetzt werden. Dieser Fall ist bei NF2-Ertaubten der häufigere. Das Einsetzen eines Hirnstammimplantats erfolgt meist zugleich mit dem Entfernen des Vestibularisschwannoms. Das Hirnstammimplantat entspricht in seiner Technik weitgehend dem Cochlea-Implantat. Die Elektroden werden jedoch am Hirnstamm angelegt und stimulieren dort direkt das Schaltzentrum, das für die Hörbahn zuständig ist.

Beide Techniken haben in den vergangenen Jahren große Fortschritte gemacht. Das ABI, das in seinen Anfangszeiten dem CI deutlich unterlegen war und nur eine Geräuschwahrnehmung ermöglichte, ist heute so weit verbessert, dass das Verstehen von Sprache unter guten akustischen Bedingungen und guten Lichtverhältnissen möglich ist, wobei allerdings der Nutzen von Person zu Person stark schwankt. In einigen Fällen ist sogar das Telefonieren möglich (vor allem mit Personen, die man gut kennt).

In diesem Zusammenhang ist Folgendes zu bedenken: Mit dem CI oder ABI wird ein Magnet implantiert, der die äußere Spule am Kopf festhält. Anschließende Kernspinuntersuchungen (MRT-Aufnahmen) sind dann nicht mehr ohne

Weiteres möglich. Da diese Untersuchungsmethode besonders für NF2-Betroffene lebenswichtig ist, wurde das Implantat so konstruiert, dass man den Magneten jederzeit entfernen kann. Dazu wird im Rahmen eines kurzen stationären Klinikaufenthalts der Magnet unter örtlicher Betäubung entfernt und dann die Kernspinuntersuchung durchgeführt.

Auch mit einem CI oder HI/ABI bleiben die Betroffenen sehr stark hörgeschädigt. Aus diesem Grunde haben viele Betroffene die Gebärdensprache für sich entdeckt, mit der eine flüssige und ausdrucksstarke Kommunikation wieder möglich wird, ganz unabhängig davon, welchen Hörstatus man hat und welche technischen Hilfsmittel man verwendet.

Einige häufig gestellte Fragen zu Neurofibromatose Typ 2
Wie hoch ist die Wahrscheinlichkeit für ein Kind, NF2 zu bekommen, wenn die Mutter die Krankheit hat oder der Vater die Krankheit hat oder wenn zwei Schwestern und ein Elternteil die Krankheit haben?

Die Wahrscheinlichkeit, dass das Kind NF2 bekommt, wenn ein Elternteil NF2 hat, beträgt 50 %, und zwar unabhängig vom Geschlecht oder davon, wer sonst noch in der Familie betroffen ist.

Werden alle Personen mit NF2 taub? Wenn ein Mensch mit NF2 sein Gehör verliert, tritt dies plötzlich auf oder verschlechtert sich das Gehör langsam?

Viele NF2-Betroffene ertauben heute noch, einige behalten ihr Gehör, häufig einseitig und zusätzlich geschädigt. Der Gehörverlust kann graduell über Monate und Jahre oder plötzlich von einem Tag auf den anderen oder auch innerhalb einer Woche auftreten. Häufig kommt es auch zu sogenannten Hörstürzen. Oft tritt die Ertaubung auch als Folge der Operation eines Tumors am Hörnerv ein.

Entwickeln Menschen mit NF2 irgendwann NF1? Was hat NF1 mit NF2 zu tun?

Nein. Es handelt sich um zwei verschiedene genetisch bedingte Erkrankungen mit unterschiedlichen Ursachen und unterschiedlichen Auswirkungen. Früher nahmen Ärzte irrtümlich an, es seien zwei Formen derselben Krankheit, des „Morbus Recklinghausen".

Wie unterscheiden sich NF2-Tumoren von Krebs?

Prinzipiell wird zwischen gutartigen und bösartigen Tumoren unterschieden. Die NF2-Tumoren sind in aller Regel gutartig, da sie im Gegensatz zu Krebs langsam wachsen und sich nicht in andere Regionen des Körpers ausbreiten, d. h. keine Tochtergeschwülste (Metastasen) bilden. Die Wahrscheinlichkeit, dass sich aus NF2-Tumoren Krebs bilden könnte, ist äußerst gering.

Kann NF2 jemals geheilt werden?

Heute kann NF2 noch nicht geheilt werden. Inwiefern das in Zukunft möglich sein wird, hängt vom Fortschritt der Wissenschaft ab.

Wenn ich NF2 habe, muss ich dann wegen der Krankheit jung sterben?

In vergangenen Studien zeigte sich, dass die durchschnittliche Lebenserwartung eines Betroffenen mit NF2 deutlich kürzer war als die der Allgemeinbevölkerung. Durch Verbesserungen in der Diagnose, der Verlaufskontrolle und den chirurgischen Techniken ist die Lebenserwartung für Betroffene deutlich gestiegen. Der Einfluss von NF2 auf die Lebenserwartung schwankt mit der Schwere des Verlaufs. Es gibt Fälle, bei denen NF2 sich gar nicht auf die Lebensdauer auswirkt, aber auch Fälle, bei denen NF2 zum Tod in jungen Jahren führte.

Wenn ich durch NF2 mein Gehör verliere, kann ich dann ein normales Leben führen, arbeiten gehen und Auto fahren?

Niemand kann sich vorstellen, wie es ist, taub zu sein – bis er

es ist. Es ist ein schwerer Einschnitt, und abhängig von der indi-
viduellen Persönlichkeit, den sozialen Kontakten, der Ausbildung,
dem Beruf müssen sich die Betroffenen mehr oder weniger neu
orientieren. Doch können ertaubte NF2-Betroffene, die ihre neue
Situation nach einem schmerzlichen Prozess akzeptiert haben, wie
andere Menschen auch dem Leben schöne Seiten abgewinnen. Es
ist möglich, als ertaubter NF2-Betroffener ein normales Leben zu
führen, auch zu arbeiten. Dennoch ist es anstrengend, man muss
sich optimal anpassen und seine Lebensumstände darauf einrichten.

Auto fahren ist auch bei vollständiger Ertaubung problemlos mög-
lich, es erfordert etwas mehr Konzentration, da akustische Warn-
signale (Sirenen von Krankenwagen, Hupen) nicht mehr wahr-
genommen werden.

Für die Teilhabe am Arbeitsleben sind mehrere Faktoren aus-
schlaggebend. Grundsätzlich existieren vonseiten der Integrations-
ämter und Integrationsfachdienste verschiedenste Möglichkeiten
zum Nachteilsausgleich.

(Aus der Broschüre „Informationen über Neuroffibromatose
Typ 2" der bundesweiten Selbsthilfegruppe)

Zur Entstehung dieses Buches

Dieses Buch habe nicht nur ich geschrieben. Den Menschen, die mich in den letzten zwöl Jahren begleitet und vor allem jenen, die mich unterstützt haben bei der Entstehung dieses Buches, gilt mein großer Dank. Da sei genannt der Goldi und andere, die zu Zeiten meines Blogs immer wieder riefen „Mensch, du musst mal ein Buch schreiben!" Außerdem wollte ich meine Gedichte unter die Leute bringen, sobald es genug waren.

Angefangen, das Buch umzusetzen, habe ich 2014 in Katalonien. Zunächst habe ich auf Englisch geschrieben und dann zu Deutsch gewechselt, denn ich merkte, da kamen mir noch mehr Dinge in den Kopf. Zuvor hatte ich mich in Barcelona an meine englischen Gedichte gemacht und versucht, zu übersetzen. Mann, war das eine Arbeit!

Eine zentrale Rolle spielte Renate, die mich mit ihrem Verlag ein großes Stück dabei unterstützt hat, dass dieses Buch das Licht der Welt erblickt. René, der das Coverfoto auf Kuba geschossen sowie den Klappentext verfasst hat. Ali und Jule, welche die Gedichte aus der Kindheit abgetippt haben. Dann ist da die Brigitte, die mir in allen Lebenslagen mit ihrer Weisheit und ihrem Rat zur Seite steht. Oder Michael, der das Buch probegelesen und viel korrigiert hat. Petra und Hannah, die den ungeliebten Fehlerteufel jagten, und nicht zuletzt meine Familie, einfach dafür, dass es sie gibt und mich durch dick und dünn trägt.

Gescheiterte Titelideen:
- Happysad
- Jeder Tag ist für mich wunderschön
- Moment
- 99 Prozent
- Wenn bergauf bergab meint
- win-win
- Das gleiche, nur anders

Von jedem verkauften Buch gehen zwei Euro an die bundesweite Selbsthilfegruppe für NF2-Betroffene (www.nf2.de).

Meine persönliche Buchempfehlung:
Stobel und die Antwort vom Wind
Klaus Weber, Biografie

Verlag: Karin Kestner
ISBN: 978-3-9812004-8-5
Umfang: 170 Seiten
Euro 10,50

„Soll ich ihn einmal nicht anheben? Kraft, sich zu wehren, hat er nicht, und in den kleinen Lungen ist nicht viel Luft. Keiner würde etwas merken, und Stobel hätte es schnell geschafft. Keine Operationen, kein weiteres Leben mit Lähmungen, Schmerzen, Angst und Hänseleien mehr. Aber auch keine Chance, es doch zu meistern, den anderen und sich selbst zu zeigen, was in ihm steckt."

Auch dieser Gedanke taucht auf in dem Buch, das Stobels Vater über das Leben mit dem an Neurofibromatose erkrankten Sohn geschrieben hat. Doch Stobel hat gezeigt, was in ihm steckt. Davon zeugen die Erzählungen, in denen auch die selbst an NF2 erkrankte Mutter, die Oma, der Bruder, Lehrer, ein Zivi und eine gute Fee zu Wort kommen. Immer klarer wird das Bild eines besonderen jungen Mannes, der dank seiner Familie ein selbstbestimmtes Leben führen konnte, ein Leben mit schier unvorstellbaren Schmerzen und Kämpfen, aber auch mit McDonald's und schnellen Autos, mit Jeans kaufen im Rollstuhl und Orangensorbet.

Nicht zuletzt wird deutlich, was Menschen schaffen, die zusammenhalten und ehrlich zueinander sind. Vielleicht ist es diese Ehrlichkeit, durch die das Buch auch die Lesenden so sehr berührt.

Bestellbar bei www.kestner.de